JN273707

やさしイイ
血ガス・呼吸管理

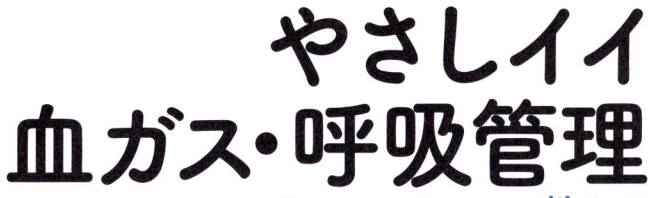

ベストティーチャーに教わる
人工呼吸管理の基本と病態別アプローチ

日本医事新報社

やさしイイ血ガス・呼吸管理
まえがき

「呼吸器が苦手」という人をなくしたい。

滋賀医科大学に来て10年余り、多くの学生さん、研修医の皆さん、地域の先生方、非専門医や開業の先生方とお話をしてきて、とにかくよく耳にするのが「呼吸器は苦手」「とっつきにくい」という台詞です。

苦手ゆえに、よくわからないまま臨床の現場に立つ。これでは良い医療を提供することはできません。「呼吸器が苦手」という人にも、できるだけわかりやすく、呼吸器の必要最低限の知識をお伝えしたい。それが拙著『レジデントのためのやさしイイ呼吸器教室』を書き始めたきっかけです。

その後、「胸部X線写真が苦手」「読めない」という声にお応えして、『レジデントのためのやさしイイ胸部画像教室』を出版する機会を頂きました。

幸いにしてどちらも好評を頂き、「よくわかった」「呼吸器が好きになった」「興味が湧いた」といううれしいご感想を頂いておりますが、そんなふうにわかりやすく書けた理由の1つは、私自身が学生から研修医の頃、呼吸器に苦手意識があったことにあるのだと思います。興味があったのは間違いないのですが、よくわからないことも多かった。

わからないことがなかなか上級医に聞けない、わかりやすい本もない、その時期にあれこれ困って、少しずつ勉強してだんだんと理解してきたこと、「もっと早くに知っておけばよかった」ということが、今から思えばたくさんあります。

そういうつまずきポイントを、当時の自分にもわかるように、できるだけていねいに書いたのがよかったのかもしれません。

そんなつまずきポイントの中でも、私が卒後数年間、最も苦手としていたのが『呼吸生理』と『人工呼吸』です。

当時は手の届く成書もなく、教えて下さる人もなし。苦しみながらいろいろと調べました。施設を異動したり、新しい器械が入ったりすると、よくわからないまま見よう見まねで使って、そのたびに調べて、覚え直し。

しかしあるとき、基礎・原理をきちんと理解すれば、器械が変わっても理屈は同じことで、応用は簡単、ということに気づきました。

人工呼吸器は、技術革新によってどんどん新しい器械が出てきて、呼吸モードの名称もいろいろと変遷してきました。しかし現状、強固なエビデンスを背景に「これで決まり」という呼吸モードがあるわけではありません。

それゆえ、各社競い合って「新しい」機能や名称を出すのですが、それが迷惑千万、混乱のもとになるのです。そんな中でも、原則をきちんと理解していれば、器械が変わっても対応は容易です（経験談）。

そこで、各論ではなく総論、芯となる考え方こそ大切ではないかと思うに至りました。いったん芯から、呼吸の原理、人工呼吸器の理屈を理解して頂ければ、どのような場面でも応用できる、そう考えてこの本を構成しました。

ひとりでも多くの方が、呼吸器に対する苦手意識を払拭され、よりよい医療を患者さんに提供して頂くことを願ってやみません。

最後に、これまでにもお世話になりっぱなしである、日本医事新報社の皆さん、堀江教授、中野科長、山口病棟医長をはじめとする呼吸器内科スタッフの皆さん、滋賀医科大学関係者の皆さん、多くのことを教えて下さったすべての患者さんと、いつも支えてくれる家族に感謝します。

長尾大志

目次

第1章　早わかり血ガスの見かた

1　血ガスで何を見たいのか？
2　呼吸性アシドーシス
3　呼吸性アルカローシス
4　代謝性アシドーシス・アルカローシス
5　代償という現象
6　血ガスを解釈する
7　アシデミアの場合
8　アルカレミアの場合
9　アシデミアでもなくアルカレミアでもない、pH＝7.4付近の場合
10　呼吸性アシドーシスの原因を鑑別する
11　呼吸性アルカローシスの原因を鑑別する
12　代謝性アシドーシスの原因を鑑別する❶　アニオンギャップとは
14　代謝性アシドーシスの原因を鑑別する❷　AGが増加する病態
15　代謝性アシドーシスの原因を鑑別する❸　AGが増加しない病態
16　代謝性アルカローシスの原因を鑑別する
17　呼吸性か？　それとも代謝性か？
18　動脈血ガスの見かた（まとめ）
21　P/F比
22　そもそもPaO_2とは
23　SaO_2/SpO_2とは
24　$A\text{-}aDO_2$の求め方❶　$A\text{-}aDO_2$ってナニ？
26　$A\text{-}aDO_2$の求め方❷　ガス分圧の計算は水蒸気圧を引いてから
28　$A\text{-}aDO_2$の求め方❸　P_IO_2からPaO_2を求めるには
31　$A\text{-}aDO_2$の求め方❹　呼吸商
32　$A\text{-}aDO_2$の求め方❺　というわけでようやく$A\text{-}aDO_2$
33　$A\text{-}aDO_2$の求め方❻　もう一度最初からおさらい

第2章　換気の仕組みを理解する

35　まずは正常の呼吸を知る
36　外呼吸＝肺胞換気＋ガス交換

- 37 呼吸運動の主役、横隔膜
- 38 肋間筋の役割
- 40 補助呼吸筋の役割
- 41 健常時の呼吸運動でやっていること
- 43 シンプルな数字で呼吸運動を理解する
- 44 空気の通り道と肺胞
- 46 肺胞の構造とガス交換
- 48 死腔換気とは

第3章　低酸素血症をきたす病態

- 51 健常肺で酸素が運ばれる様子
- 53 換気血流不均衡（ミスマッチ）
- 56 シャント
- 58 血流障害によって起こる低酸素血症
- 59 拡散障害❶　換気も血流も正常なのに低酸素になる病態
- 62 拡散障害❷　テーマパークのトロッコ理論
- 64 拡散障害❸　拡散能の測定
- 66 肺胞低換気
- 69 低酸素血症のまとめ

第4章　呼吸不全の病態と治療

- 71 呼吸の調節機構
- 72 Ⅰ型呼吸不全
- 74 呼吸不全のとき CO_2 はどうなるか
- 76 Ⅱ型呼吸不全
- 78 酸素と二酸化炭素を決める要素
- 79 呼吸不全の治療
- 80 低酸素になると血管はどうなる？

第5章　酸素解離曲線の見かた

- 83 酸素飽和度と PaO_2 の関係

目次

- 84　超合理的な酸素輸送システム
- 86　酸素解離曲線の右方移動・左方移動
- 87　ボーア効果とは
- 88　温度と 2,3-DPG も曲線を移動させる

第6章　人工呼吸管理の基本

- 89　人工呼吸管理の基本用語
- 91　人工呼吸器がやっていること
- 93　健常時と陽圧人工換気時の違い
- 94　人工呼吸に伴って生じる合併症❶　陽圧換気が原因で起こる合併症
- 96　人工呼吸に伴って生じる合併症❷　陽圧換気以外の原因による合併症
- 98　人工呼吸管理時のアラーム対策❶　合併症によって起こりうる事態
- 100　人工呼吸管理時のアラーム対策❷　アラームの原因
- 102　人工呼吸管理時のアラーム対策❸　アラームが鳴ったら確認すべきこと
- 104　人工呼吸管理の基本戦略
- 106　permissive hypercapnia とは
- 107　従量式と従圧式
- 109　従量式のモニター波形
- 112　最高気道内圧とプラトー圧
- 113　従圧式のモニター波形

第7章　人工呼吸器の設定

- 115　設定すべき項目
- 117　PEEP について
- 118　じゃあ、CPAP ってナニ？
- 119　人工呼吸器のモード設定❶　そもそもモード設定とは
- 120　人工呼吸器のモード設定❷　調節呼吸（CMV）
- 122　人工呼吸器のモード設定❸　補助呼吸（A/C）
- 124　人工呼吸器のモード設定❹　間欠的強制換気の考え方
- 126　人工呼吸器のモード設定❺　間欠的強制換気（IMV・SIMV）の実際
- 128　人工呼吸器のモード設定❻　自発呼吸（CPAP）

129 人工呼吸器のモード設定❼　プレッシャーサポート（PSV）
130 人工呼吸器からの離脱
132 呼吸管理の原則（まとめ）

第8章　肺炎の病態と呼吸管理

133 肺炎について考える前に、そもそも炎症とは？
134 肺炎の起こり方❶　浸出液が連続性に肺胞を埋めていく
136 肺炎の起こり方❷　肺胞が埋まると換気血流不均衡に
137 肺炎の起こり方❸　病変部の肺は硬くなる
138 肺炎の病態（まとめ）
139 肺炎治療の原則
140 実際の肺炎症例を診てみよう
142 肺炎症例の呼吸管理

第9章　間質性肺炎・肺線維症の病態と呼吸管理

145 間質性肺炎について考える前に、そもそも間質とは？
146 間質性肺炎の起こり方❶　浸出液が間質に出て浮腫を起こす
148 間質性肺炎の起こり方❷　間質が線維化を起こす
150 間質性肺炎の起こり方❸　線維化病変は蜂巣肺をつくる
152 間質性肺炎の病態（まとめ）
153 間質性肺炎治療の原則
154 実際の間質性肺炎症例を診てみよう
156 間質性肺炎症例の呼吸管理

第10章　COPDの病態と呼吸管理

159 COPDの起こり方❶　肺胞壁が壊れるとどうなるか
161 COPDの起こり方❷　低酸素血症と拡散障害が起こる
162 COPDの起こり方❸　進行すると換気量が減る
164 COPDの病態生理（まとめ）
165 COPDの治療

目次

- 166 COPD の人工呼吸管理はどうするか
- 167 オート PEEP ってナンだ？
- 168 オート PEEP を発見する方法
- 170 オート PEEP に対する戦略

第11章　ARDS の病態と呼吸管理

- 173 ARDS の起こり方❶　肺に炎症が波及し肺水腫が起こる
- 175 ARDS の起こり方❷　ARDS の病変は両側びまん性に生じる
- 176 ARDS の病態（まとめ）
- 177 ARDS の新しい診断基準
- 178 ARDS の人工呼吸管理はどうするか

第12章　NPPV について

- 179 NPPV の用語について
- 180 NPPV でやっていること
- 182 NPPV と IPPV の違い
- 184 NPPV の適応と禁忌
- 185 NPPV を行う器械
- 186 BiPAP と BIPAP
- 188 NPPV の換気モード
- 189 もうひとつの BIPAP
- 190 NPPV の設定項目

第13章　症例検討クイズ

- 191 症例1　市中肺炎による急性呼吸不全
- 201 症例2　敗血症に伴う ARDS
- 205 症例3　COPD の急性増悪
- 209 症例4　肺炎による COPD 急性増悪

血ガスで何を見たいのか？

- 血液ガスを採るとき、何を見たいから採るのですか？ O_2 ですか？
- O_2 だったら、SpO_2 モニターである程度わかりますよね。血ガスを採るときは、O_2 だけではなく、**CO_2 と HCO_3^-、そしてそれらの関係性で成立する pH が見たい**はずです。（もちろん O_2 もわかりますが…）

- 早速、これらの正常値を確認しましょう。

> **pH** = 7.350 〜 7.450
> **$PaCO_2$**（動脈血ガス二酸化炭素分圧）= 35 〜 45 Torr
> **PaO_2**（動脈血ガス酸素分圧）= 80 〜 100 Torr
> **HCO_3^-**（重炭酸イオン）= 22 〜 26 mEq/L

- 血ガスの解釈をする際に重要なことは、この正常値から外れている値はないか？ということです。正常値から外れているものには意味づけが可能です。

pH の見かた

- まず、最初に pH の解釈をします。pH の正常値は 7.350 〜 7.450、すなわち **7.4 ± 0.05** です。7.4 を中心に、0.1 という狭い範囲しかありません。

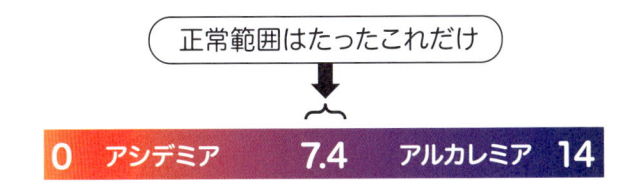

正常範囲はたったこれだけ

0 　アシデミア　　7.4　　アルカレミア　14

- pH は低くなると酸性、高くなるとアルカリ性です。7.350 未満の酸性になった状態を**アシデミア**、7.450 より大きくアルカリ性になった状態を**アルカレミア**といいます。

呼吸性アシドーシス

- pH の次は、その pH に影響する因子を見ましょう。すなわち $PaCO_2$ と HCO_3^- です。

$PaCO_2$ の見かた

- CO_2 すなわち炭酸ガスは、水に溶けると酸性になります。血中の CO_2 が増えると血液は酸性に傾きます。$PaCO_2 > 45\ Torr$ の状態、すなわち CO_2 が増加して酸性に向かっている状態を**呼吸性アシドーシス**といいます。

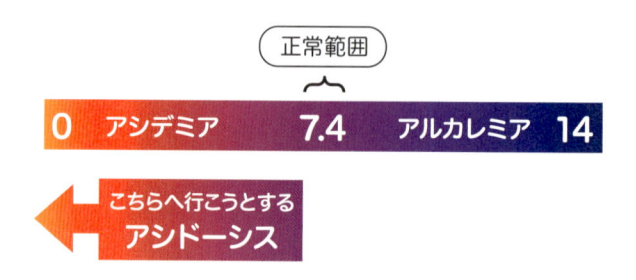

正常範囲
0　アシデミア　7.4　アルカレミア　14
こちらへ行こうとする　アシドーシス

- **呼吸性**というのは、CO_2 の量によって、という意味です。CO_2 値の増減とともに pH が変化することを「呼吸性○○ーシス」と呼びます。**アシドーシス**は、酸性方向に向かう、という意味です。

- 前項で出てきた「アシデミア」は、現在酸性であることを表します。アシデミアとアシドーシスは混同しやすいので、よ〜く注意してください。

> **アシデミア＝現在酸性であること**
> **アシドーシス＝酸性にしようとする力**

と理解しておくといいでしょう。

呼吸性アルカローシス

- 血中の CO_2 が減少すると、酸性物質が減りますから血液はアルカリ性に向かいます。$PaCO_2 < 35\ Torr$ の状態、すなわち CO_2 が減少してアルカリ性に向かっている状態を**呼吸性アルカローシス**といいます。

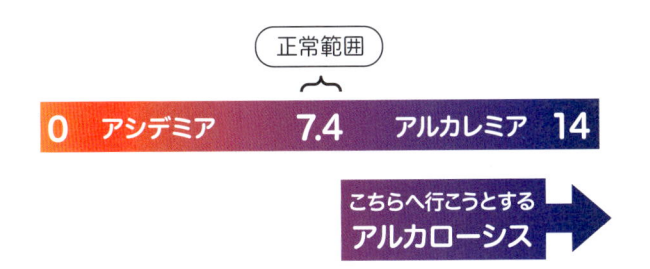

正常範囲
0 アシデミア 7.4 アルカレミア 14

こちらへ行こうとする
アルカローシス →

- アシドーシス同様、

> **アルカレミア**＝現在アルカリ性であること
> **アルカローシス**＝アルカリ性にしようとする力

と理解しましょう。

代謝性アシドーシス・アルカローシス

HCO_3^- の見かた

- HCO_3^- すなわち重炭酸イオンは、アルカリ性の物質です。CO_2 が呼吸によって調節されているのに対して、こちらは主に**腎臓が排泄量を加減する**ことで調節されています。

- 腎臓や他の臓器において代謝機能障害が起こったときに、HCO_3^- 値の増減とともに pH が変化することを「代謝性○○ーシス」と呼びます。

- HCO_3^- が減少するということは、アルカリ性物質が減ったわけですから、血液は酸性に向かいます。$HCO_3^- < 22\ mEq/L$ の状態、すなわち HCO_3^- が減少して酸性に向かっている状態を**代謝性アシドーシス**といいます。

- 逆に $HCO_3^- > 26\ mEq/L$ と増えると、血液はアルカリ性に向かうので**代謝性アルカローシス**となります。

代償という現象

- 呼吸か腎臓、どちらかの理由で酸性に傾く（アシドーシス）あるいはアルカリ性に傾く（アルカローシス）と、人間の体はそれを何とか正常範囲に持っていこうとします。その際、アシドーシスやアルカローシスの原因となった臓器に対し、**もう一方の臓器がそれを中和する方向へ作用する**のです。

- 例えば呼吸性アシドーシスになると、腎臓が頑張ってアルカリ方向へ動かし（代謝性アルカローシス）、何とか元に戻そうとします。
- 代謝性アシドーシスになると、肺が頑張って呼吸性アルカローシスで元に戻そうとします。このような反応を代償（だいしょう）といいます。

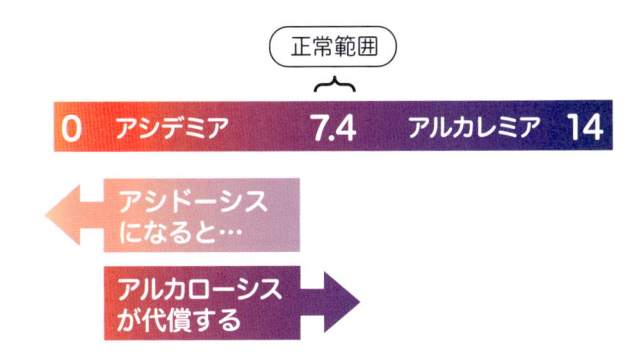

```
              正常範囲
  0  アシデミア   7.4   アルカレミア   14
     ← アシドーシス
        になると…
        アルカローシス →
        が代償する
```

- 逆もまた然り。呼吸性アルカローシスが生じると代謝性アシドーシスで代償されますし、代謝性アルカローシスが起こると呼吸性アシドーシスで代償されます。

```
              正常範囲
  0  アシデミア   7.4   アルカレミア   14
                    アルカローシス →
                    になると…
                 ← アシドーシス
                    が代償する
```

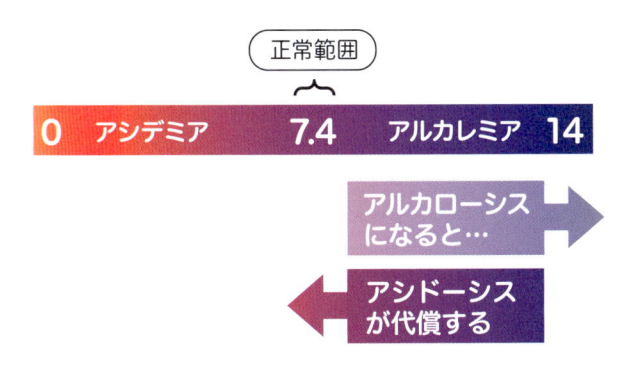

血ガスを解釈する

- 代償にはそれなりに時間がかかりますので、急性期には代償が十分になされていないことも多いです。逆に、代償が間に合っていないということは、急性期である、ということになります。

- ですから、$PaCO_2$ と HCO_3^-、そしてその関係を見ることで、アシドーシスかアルカローシスか、代償が起こっているのか、急性期かどうかを解釈することになります。

- ここまでをまとめますと、以下のようになります。

血ガス解釈の手順

① pHを見てアシデミアかアルカレミアか、正常範囲かを評価する。

② アシデミアであれば、その原因は呼吸性アシドーシス（$PaCO_2$ 増加）か、代謝性アシドーシス（HCO_3^- 低下）かを解釈する。アルカレミアの場合はその逆。

③ アシデミアの原因でない方が代償をしているかどうかを確認する。代償をしていなければ急性期であり、代償をしていれば慢性期と考える。

アシデミアの場合

- それでは、具体的な解釈の流れを見てみましょう。

① pH < 7.350 とアシデミアの場合を考えます。

② $PaCO_2$ と HCO_3^- のどちらが酸性に持っていってる（アシドーシス）のかを確認します。$PaCO_2$ > 45 Torr であれば呼吸性アシドーシス、HCO_3^- < 22 mEq/L であれば代謝性アシドーシスです。

③A　**呼吸性アシドーシス**であれば、反対側の HCO_3^- に動きがあるかどうかを確認。HCO_3^- > 26 mEq/L と代謝性アルカローシスであれば、呼吸性アシドーシスを代償するために腎臓が頑張っているということ。HCO_3^- が正常範囲であれば、まだ代償が始まっていない＝急性期である、ということになります。

③B　**代謝性アシドーシス**であれば、反対側の $PaCO_2$ に動きがあるかどうかを確認。$PaCO_2$ < 35 Torr と呼吸性アルカローシスであれば、代謝性アシドーシスを代償するために肺が頑張っているということ。$PaCO_2$ が正常範囲であれば、まだ代償が始まっていない＝急性期である、ということになります。

- 肺が頑張って換気量が増えれば、CO_2 は比較的速やかに飛んでいきます。したがって、代謝性アシドーシスがあって $PaCO_2$ が代償を始めていない、というのはよほどの急性期ということになります。
- それに対して、**腎臓による代償は時間がかかります**。数日〜5日ぐらいかかるといわれています。

アルカレミアの場合

① pH > 7.450 とアルカレミアの場合を考えます。

② $PaCO_2$ と HCO_3^- のどちらがアルカリ性に持っていってる（アルカローシス）のかを確認します。$PaCO_2$ < 35 Torr であれば呼吸性アルカローシス、HCO_3^- > 26 mEq/L であれば代謝性アルカローシスです。

③ A　**呼吸性アルカローシス**であれば、反対側の HCO_3^- に動きがあるかどうかを確認。HCO_3^- < 22 mEq/L と代謝性アシドーシスであれば、呼吸性アルカローシスを代償するために腎臓が頑張っているということ。HCO_3^- が正常範囲であれば、まだ代償が始まっていない＝急性期である、ということになります。

③ B　**代謝性アルカローシス**であれば、反対側の $PaCO_2$ に動きがあるかどうかを確認。$PaCO_2$ > 45 Torr と呼吸性アシドーシスであれば、代謝性アルカローシスを代償するために呼吸が頑張っているということ。$PaCO_2$ が正常範囲であれば、まだ代償が始まっていない＝急性期である、ということになります。

◆ アシデミアの場合と同様、換気量が減れば、CO_2 は比較的速やかに貯留しますから、代謝性アルカローシスがあって $PaCO_2$ が代償を始めていない、というのはよほどの急性期です。それに対して腎臓による代償は時間がかかります（数日〜5日ぐらい）。

アシデミアでもなくアルカレミアでもない、pH ＝ 7.4 付近の場合

- pH が 7.35 〜 7.45 の間、つまりちょうど中性近辺の場合、どう解釈を進めるか。

- まず、pH が正常範囲であるということは、アシドーシスもアルカローシスも起きていない平和な状態か、どちらかが起きたのだが代償によって正常に戻った状態を意味します。ですので、それほどあわてる必要はなく、とりあえずは考える時間がありそうです。

  （もちろん pH が動くほどの状態であれば、生命の危険が生じますので急いで補正が必要です）

- $PaCO_2$ も HCO_3^- も正常範囲であれば、これはもういいでしょう。「正常範囲」という評価で終了です。

- でも、どちらかがアシドーシスで、どちらかがアルカローシスだったら……「どっちが原因で、どっちが代償か、わからないじゃないか！」とお嘆きの方もいらっしゃるかもしれません。

- しかし、これは病態を考えればわかるはずです。というか、本来は**血ガスを採る前に**、異常だったら酸性に行くかアルカリに行くか、ある程度目星が付いているはずなのです。

呼吸性アシドーシスの原因を鑑別する

- 呼吸性アシドーシスの原因は、換気量が減って CO_2 が体内に貯留すること。すなわち、呼吸数が減る、あるいは1回換気量が減るなど、**分時換気量の低下を引き起こす病態**が呼吸性アシドーシスの原因となります。

- 代表は肺の疾患であれば、COPD などの閉塞性疾患ですね。理由はまた後で述べますが、気道が閉塞して空気の通りが悪くなることで換気量が減ってしまう、と考えましょう。

- 肺の疾患以外には、肺胞低換気症候群や脊柱側弯症などの胸郭運動が制限される疾患、あるいは神経筋疾患によって胸郭運動が低下する、薬剤で呼吸抑制がかかる、などの病態が考えられます。

- これらの鑑別は、割とわかりやすいと思います。もともと基礎にあった病態が何か、閉塞性肺疾患か神経筋疾患か、薬剤は何を使っているか、そういうことがわかれば目星は付きますね。

- 逆に患者さんの病態を把握していれば、血ガスを採取する前に、「アシドーシスがあるはず」「アルカローシスがあるはず」という目星が付くのです。**検査をする前には必ず結果の予測をすべし、**ということですね。

呼吸性アルカローシスの原因を鑑別する

- 呼吸性アルカローシスの原因は、換気量が増えて CO_2 が体内から出て行くこと。病態としては**低酸素による呼吸刺激**（換気量の増加）が代表ですが、過換気症候群もしばしば見かけます。それ以外に疼痛による呼吸促迫やサリチル酸などの薬剤中毒も原因になります。

- そこで PaO_2 を確認します。PaO_2 < 60 Torr と低酸素が認められれば、これは肺胞の数が減っている、すなわち肺に異常が起こっている、ということがわかります。診察で呼吸数が増えていることを確認し、さらに呼吸音や胸郭運動、打診などを確認して、胸部 X 線につなげていきましょう。

- PaO_2 低下が見られず、情動的な要素が感じられたら**過換気症候群**を疑います。また、疼痛や薬剤摂取の有無を確認し、「この呼吸性アルカローシスは、原因があって起こっているかどうか」を判断します。

代謝性アシドーシスの原因を鑑別する
①アニオンギャップとは

- 代謝性アシドーシスの原因は、呼吸によらず**体内に CO_2 以外の酸が蓄積する**、もしくは **HCO_3^-（アルカリ性物質）が減少する**ことです。
- 激しい下痢などによって消化液とともに HCO_3^- が失われると、血液は酸性に傾きます。この場合は症状からすぐに見当が付くでしょう。
- そのほか、尿細管での HCO_3^- 再吸収が障害される尿細管アシドーシスや、腎不全による H^+ の排泄低下も原因として考えられます。さらに多いのは、CO_2 以外の酸が体内で産生された場合です。

AG の計算法

- 代謝性アシドーシスの鑑別をするにあたって、CO_2 以外の酸が産生されているかどうか、目星をつけるために**アニオンギャップ**（anion gap：AG）を計算します。

$$AG = Na^+ - (Cl^- + HCO_3^-)$$

または

$$AG = (Na^+ + K^+) - (Cl^- + HCO_3^-)$$

- K^+（カリウムイオン）は狭い範囲を変動するだけですので、より簡便な上の式を使うことが多いと思います。

AG で何がわかるか

- この AG で何がわかるかといいますと、普通の血液検査では直接測定できない酸（リン酸、硫酸、有機酸など）の量がわかるのです。
- 有機酸には**乳酸**や**ケトン体**など、代謝性アシドーシスの原因として重要な物質が含まれているのですが、これらは気軽には測定できません。そこで AG の出番です。
- アニオンギャップとは、気軽に測定できるカチオン（陽イオン）とアニオン（陰イオン）の差です。

- 体内のイオンのうち、気軽に測定できるカチオンは Na⁺ と K⁺、アニオンは Cl⁻ と HCO₃⁻、というわけで、これらの差が AG なのです。
- なぜ「カチオンギャップ」じゃなくて「アニオン」かといいますと、カチオンはそのほとんどが Na⁺ と K⁺ なのに対し、アニオンは Cl⁻ と HCO₃⁻ 以外にも測定できないものがいろいろ含まれているからなのです。それゆえ、

測定できるカチオン＞測定できるアニオン

てことで、

AG ＝（測定できるカチオン）－（測定できるアニオン）
　　＝ Na⁺ －（Cl⁻ ＋ HCO₃⁻）

となります。正常値は **12 ± 2 mmol/L** です。

- ちなみに体内はほぼ中性なので、体内のカチオンとアニオンの合計はほぼ等しいハズ、というのが大前提。

- で、この AG が増加するということは、測定できないアニオンが増加しているということになりますが、その測定できないアニオンの多くが、先ほどの「測定できない酸（リン酸、硫酸、有機酸など）」なのです。

- これでもうおわかりと思いますが、**AG が増加する＝測定できない酸が増加している、**ということになるのです。

代謝性アシドーシスの原因を鑑別する
②アニオンギャップが増加する病態

AGの増加を伴う

- AGが増えているときに増加していると考えられる酸は、乳酸、ケトン体、リン酸、メタノールなどがあります。
- ということは、代謝性アシドーシスのうち、上に挙げたような酸が増えてくる病態ではAGが増加する、ということで、AGが増加しているかどうかは代謝性アシドーシスの原因を考える上で役立つのです。

- AGが増加する病態を、増えてくる酸ごとに分類すると、以下のようになります。

> - 敗血症・乳酸アシドーシス：乳酸
> - 糖尿病性ケトアシドーシス：ケトン体
> - 飢餓状態：ケトン体
> - 尿毒症：リン酸
> - 中毒：メタノールなど

- 逆に言うと、代謝性アシドーシスでAGの増加がみられたら、上の病態を鑑別することになります。いずれも病歴をきちんと聴取し、病態を確認すれば診断できるものが多いですね。

代謝性アシドーシスの原因を鑑別する
③アニオンギャップが増加しない病態

AGの増加を伴わない

- 代謝性アシドーシスでは HCO_3^- が減少しているわけですから、AG が増加しない場合には Cl^- が増加するはずです。$AG = Na^+ - (Cl^- + HCO_3^-)$ ですからね。

- この場合多いのは、HCO_3^- が失われて相対的に Cl^- が増加したパターン。以下のようなことが考えられます。

> - 下痢：消化液とともに HCO_3^- が失われる
> - 尿細管アシドーシス：尿細管での HCO_3^- 再吸収が障害される

- 上記以外に、Cl^- を含む酸を投与しても起こりますが、数は少ないです。

代謝性アルカローシスの原因を鑑別する

- 代謝性アルカローシスの原因は、**酸を失う、もしくは HCO₃⁻ が増加する**、いずれかの機序によります。
- 前者は、嘔吐による胃酸の喪失、**低カリウム血症**などで起こります。低カリウム血症では、電気的中性を保つために細胞内の K⁺ と血中の H⁺ が入れ替わり、H⁺（酸性成分）が細胞内に入ってしまうことで代謝性アルカローシスをきたします。
- 後者は、HCO₃⁻ を含む物質を摂取、ないし投与した場合に起こります。

- もう1つ、しばしば見かけるのが、下図のようなケース。長期間呼吸性アシドーシスがあって、それを代謝性アルカローシスで代償している。そこへ人工呼吸など、強制換気を行って呼吸性アシドーシスを是正した結果、代謝性アルカローシスが残ってしまいアルカレミアになってしまう、というものです。

❶ 呼吸性アシドーシスを代謝性に代償

0　アシデミア　7.4　アルカレミア　14

呼吸性アシドーシス
代謝性アルカローシス

❷ 呼吸性アシドーシスが是正されると…

0　アシデミア　7.4　アルカレミア　14

呼吸性アシドーシス
人工換気により是正した結果…

代謝性アルカローシス
アルカローシスだけが残る

呼吸性か？ それとも代謝性か？

- 初診の患者さんで病態がまだ把握できていない場合、呼吸性の非常事態が起こっているのか、代謝性の異常事態なのか、どうやったらわかるのでしょうか。

- 例えば呼吸数を見る。呼吸数が増えていると、「しんどそう」ということはわかりますが、「なぜ」しんどいのかはわかりません。肺が悪くなって低O_2、高CO_2になりかけているから呼吸数が増えているのか、代謝性アシドーシスを代償しようとして呼吸が頑張っているのか、わからないのです。

- じゃあ何を見るか。PaO_2 ですね。PaO_2 が低値であるということは、呼吸器系のトラブルがあると考えられます。

どちらが原因で、どちらが代償か？

- 例えばpH正常で、$PaCO_2$ が低値で HCO_3^- も低値、というときに、呼吸性アルカローシスと代謝性アシドーシス、どちらが原因でどちらが代償なのかよくわからない、ということがあります。まあ、pH正常であれば、それほどあわてる必要はないのですが…。

- その場合、PaO_2 が低値、$A\text{-}aDO_2$ が開大していれば、肺に障害があることがわかります。そうすると、呼吸数が増して呼吸性アルカローシスが生じ、それを代謝が代償している可能性が高い、と考えられます。(*$A\text{-}aDO_2$ の求め方は24ページで説明します*)

- 逆に、代謝性アシドーシスを呼吸が代償しているケースでは、肺は正常であるわけで、PaO_2 の低下は見られません。
- 呼吸数はどちらが原因であっても増加して、換気量が増えているわけですが、肺に異常があって PaO_2 が低下すると、換気量が増えても PaO_2 は良くなりません（*後述*）から、ある程度区別ができます。

動脈血ガスの見かた（まとめ）

❶ pH＜7.350：アシデミアの場合

| PaCO₂ ＞ 45 ➡ 呼吸性アシドーシス（この場合 PaO₂ も要確認）|

- HCO_3^- ≒ 24 ➡ 急性呼吸性アシドーシス
- HCO_3^- ＞ 26 ➡ 呼吸性アシドーシスの代謝性代償

```
0   アシデミア    7.4    アルカレミア   14
    ← アシドーシス
```

呼吸性アシドーシスになってすぐは代償が追いつかない

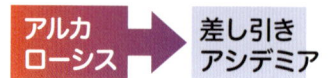

アルカローシス ➡ 差し引きアシデミア

| HCO_3^- ＜ 22 ➡ 代謝性アシドーシス |

- PaCO₂ ≒ 40 ➡ 急性代謝性アシドーシス
- PaCO₂ ≪ 35 ➡ 代謝性アシドーシスの呼吸性代償

◆ 代謝性アシドーシスの場合、AG を計算します。

AG が増加するもの
- 敗血症
- 乳酸アシドーシス
- 糖尿病性ケトアシドーシス
- 飢餓状態
- 尿毒症
- 中毒

AG が増加しないもの
- 下痢
- 尿細管アシドーシス

❷ pH＞7.450：アルカレミアの場合

> $PaCO_2$ ＜ 35 ➡ 呼吸性アルカローシス（この場合 PaO_2 も要確認）

- HCO_3^- ≒ 24 ➡ 急性呼吸性アルカローシス
- HCO_3^- ＜ 22 ➡ 呼吸性アルカローシスの代謝性代償

> HCO_3^- ＞ 26 ➡ 代謝性アルカローシス

- $PaCO_2$ ≒ 40 ➡ 急性代謝性アルカローシス
- $PaCO_2$ ≫ 45 ➡ 代謝性アルカローシスの呼吸性代償

❸ pH が正常範囲の場合

- $PaCO_2$、HCO_3^- ともに正常な場合は、正常な血ガス分析結果ということで終了です。問題は、$PaCO_2$、HCO_3^- が動いている場合です。
- この場合、どちらがどちらを代償しているのか、病態を考えます。多くの場合はすでに治療が始まっていて、pH が正常化しているはずですが、臨床情報から病態を考える練習をしておきましょう。

> $PaCO_2$ ＞ 45（呼吸性アシドーシス）かつ
> HCO_3^- ＞ 26（代謝性アルカローシス）のとき

呼吸性アシドーシスになる要素

- 肺に COPD などの基礎疾患がある
- 側弯や神経筋疾患など、換気の減る疾患がある
- PaO_2 の低下が見られる

代謝性アルカローシスになる要素

- 嘔吐
- 低カリウム血症（ループ利尿薬の長期投与によっても起こる）

> $PaCO_2$ < 35（呼吸性アルカローシス）かつ
> HCO_3^- < 22（代謝性アシドーシス）のとき

呼吸性アルカローシスになる要素

- PaO_2 の低下が見られる
- 情動変化、疼痛の存在
- 薬剤摂取歴

代謝性アシドーシスになる要素

AG の増加あり

- 敗血症
- 循環不全（乳酸アシドーシス）
- 糖尿病性ケトアシドーシス
- 飢餓状態
- 尿毒症
- 各種中毒

AG の増加なし

- 下痢
- 尿細管アシドーシス

P/F 比

- 酸素化の指標は PaO_2 ですが、実際の患者さんは酸素投与を受けていたり人工呼吸をされたりしますから、それによって PaO_2 値は影響を受けます。同じ PaO_2 値でも、酸素をたくさん吸っている（吸入気酸素濃度 F_IO_2 が高い）方が状態としては悪いわけですから、その条件をそろえた指標が必要になります。
- そこで、クリティカルケアの場面でよく使われるのが **P/F 比**（P/F ratio）。PaO_2 を F_IO_2（％を小数換算して）で割ったものです。F_IO_2 が正確にわかるということは、人工呼吸中であることが前提みたいなものですから、これが使われる場面は自ずとわかりますね。

$$P/F 比 = \frac{PaO_2}{F_IO_2}$$

- PaO_2 は同じでも F_IO_2 が高くなるほど P/F 比は低くなり、呼吸状態はよろしくない、ということです。
- F_IO_2 = 0.21（大気中）で、PaO_2 = 105 Torr とすると、P/F 比 = 500、ということになります。この辺が正常値ですね。

- P/F 比は、**ALI**（acute lung injury：急性肺障害）や **ARDS**（acute respiratory distress syndrome：急性呼吸窮迫症候群）の診断基準として用いられています。

旧い診断基準

ALI　　PaO_2/F_IO_2 < 300
ARDS　PaO_2/F_IO_2 < 200

新しい診断基準

軽症 ARDS　　PaO_2/F_IO_2 が 201 〜 300
中等症 ARDS　PaO_2/F_IO_2 が 101 〜 200
重症 ARDS　　PaO_2/F_IO_2 < 100

- ALI も ARDS も、心不全じゃないけど両側の肺野にびまん性の浸潤影が出現して呼吸状態が悪くなる、という病態を表しています。ただし、最近の欧州集中治療医学会で、ALI という用語は使わない方向に決まったようです。

PaO_2/F_IO_2 値以外の詳しい基準については、第 11 章で詳しく述べます。

そもそも PaO_2 とは

- ここまで、当たり前のように「PaO_2」「$PaCO_2$」と書いてきましたが、そもそもこれらの記号はどのように決められているのでしょうか。

- 体内の「ある場所」における「あるガスの割合」を表す記号は、こんなふうになっています。

$$PaO_2$$

- 1文字目は、割合を表すのか、圧力（分圧）を表すのか、飽和度を表すのか、を示しています。使う文字は…

    P：pressure（圧力）、単位は Torr ＝ mmHg
    F：fraction（分画、割合）、単位は％
    S：saturation（飽和度）、単位は％

- 2文字目は、どこにあるガスのことか、つまりガスのある場所を表します。使う文字は…

    I：inspiratory（吸入気）
    A：alveolus（肺胞）
    a：artery（動脈）

- 最後に、何のガスを見ているか、ガスの種類を表します。

    O_2：酸素
    CO_2：二酸化炭素
    N_2：窒素

- ですから PaO_2 は、動脈血における酸素の分圧を表します。「分圧」というのはその場にあるガスの圧力割合のことで、圧力が高いということは、その場にたくさん存在する、ということです。また、分圧が高いとより多く水に溶け込みますし、移動もしやすいことになります。

- ちなみに $PaCO_2$ は動脈血における二酸化炭素分圧、P_IO_2 は吸入気における酸素分圧、P_AO_2 は肺胞における酸素分圧、を表します。

SaO_2/SpO_2 とは

- **SaO_2** とは、動脈血における酸素飽和度のことです。

- じゃあ、飽和度とは何か。というか、飽和とは何かってことですが、これは**ヘモグロビンに酸素がどのくらいくっついているのか**、という指標です。

- ご存じの通り、酸素は血液中では、血液そのものに溶けるよりもずっとたくさん、ヘモグロビン（**Hb**）にくっついて効率よく運搬されています。1個のHbに最大4個のO_2分子がくっつきます。

- Hbは4個O_2がくっついている状態、または全くO_2がくっついていない状態で安定します。1～3個くっついている、という状態はあまりありません。要は、O_2が飽和しているHbか、O_2がくっついていないHbのどちらかがあるということですね。

- 4個全部くっついている状態を**飽和**（お腹いっぱい）といい、血液中に「O_2が飽和しているHb」が何％あるか、というのが**酸素飽和度**になります。全体のHbのうち何％が飽和しているか、ということですね。動脈血（a）の酸素（O_2）の飽和度（**saturation** サチュレーション）ですから、SaO_2といいます。

- 動脈内にHbが100個あって、そのすべてが飽和していれば$SaO_2 = 100\%$、となりますし、そのうち97個が飽和していたら97％となります。

  （下の図では、4個あるHbのすべてが飽和していますから$SaO_2 = 100\%$です）

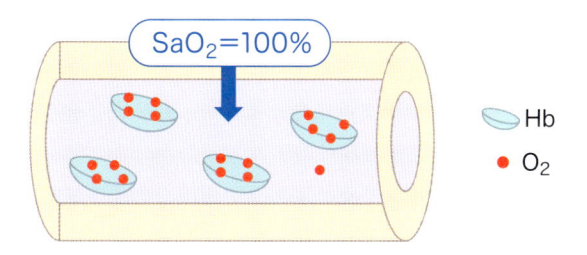

  $SaO_2=100\%$

  Hb
  O_2

- 通常、SaO_2は**パルスオキシメーター**を用いて経皮的に測定するので、そうやって測定された値であることを表すために、2文字目に **percutaneous** パーキュティニアス（経皮的）の頭文字をつけて、

  SpO_2 と表記します。

A-aDO$_2$ の求め方 ❶
A-aDO$_2$ってナニ？

- 血ガスを採ったら、A-aDO$_2$ を計算します。A-aDO$_2$ は、肺胞に入った O$_2$ がスンナリ血液に移行しているかどうかを表す数字です。

- 計算式は、室内気吸入下で、標準的には

$$A\text{-}aDO_2 = 150 - PaCO_2/0.8 - PaO_2$$

となります。

- A-aDO$_2$ は、P$_A$O$_2$ と PaO$_2$ の差という意味です。D は **difference**（差）の頭文字です。

$$A\text{-}aDO_2 = P_AO_2 - PaO_2$$

- つまり、肺胞内の O$_2$ 分圧（濃度）と動脈血内の O$_2$ 分圧の差ですね。本当に理想的な状態であれば、肺胞に入っている O$_2$ はすぐに動脈血に拡散して飽和し、肺胞内と動脈血内の O$_2$ 分圧は等しくなるはず。でも、なんだかんだで理想的にはまいりません。差ができる。その差が A-aDO$_2$ となります。

P$_A$O$_2$ の考え方

- ただし、これには前提条件があります。そもそも肺胞は 3 億個もあり、ガスは不均一に分布しています。そのため P$_A$O$_2$ は肺全体としての平均、というか代表の値を考えることになります。
- また、呼吸のとある瞬間を捉えてガスの組成、分圧を測定することはほぼ不可能です。この際、呼吸運動は別にして、吸気と呼気の平均的な状態、生体内での呼吸と代謝が一定した状態（恒常状態といいます）を想定して考える必要があります。

恒常状態の肺モデル

- というわけで出てくるのが、この超単純モデル。肺胞1個と毛細血管からなる、恒常状態の肺モデルです。

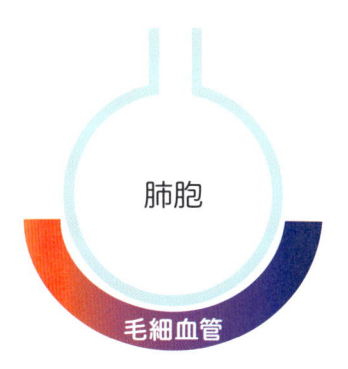

肺胞

毛細血管

- この超単純モデルで、肺胞の中に存在する O_2 の分圧、すなわち PaO_2 を考えてみましょう。あくまでもモデルとして、であります。

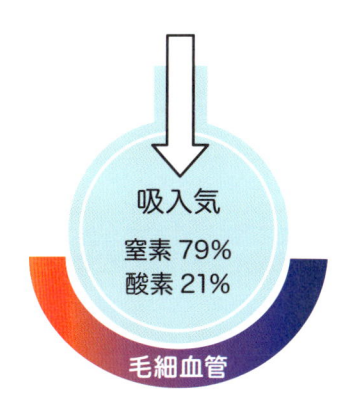

吸入気
窒素 79%
酸素 21%

毛細血管

- 室内気を吸入しているとき、**吸入気酸素濃度** $FiO_2 = 21\%$ ですから、吸入した空気のうち酸素の割合は21％になります。ということは、吸入した空気の**酸素分圧**（PiO_2）は…

760 Torr（大気圧）× 0.21 = 159.6 Torr

かな？ と思いたいところですが、実はそうではありません。なぜか。

A-aDO₂ の求め方 ❷
ガス分圧の計算は水蒸気圧を引いてから

- 肺胞や気道の中は、外気とは温度も湿度も異なっています。37℃で大変湿度の高い、熱帯雨林のような気候なのです。
- **37℃**とは、言うまでもありませんが体温そのものです。そして、気道内には常に粘液腺や杯細胞から粘液が分泌されていて、びちょびちょなのです。37℃で地面がびちょびちょの熱帯雨林ならば、湿度100%でムンムンしているはずです。

37℃の水蒸気圧を天引き

- てことで、肺胞内には水蒸気がムンムンしていて、気体のうち結構な割合を占めています。その割合は温度で決まっていて（温度が高いほど水は蒸発しやすくなります）、それを分圧で表したものを**水蒸気圧**といいます。37℃における水蒸気圧は47 Torrです。
- つまり、37℃でびちょびちょの場所では、47 Torr分を水蒸気が占めている、ということになります。通常、**大気圧**は760 Torrですから、水蒸気以外の気体は760 − 47 ＝ 713 Torrの気圧を分け合って存在することになるのです。

- 要するに、気道や肺胞内には必ず水蒸気が47 Torr分存在している、ということです。そのため、それ以外の気体の分圧は、まず水蒸気圧を天引きしておいてから計算します。

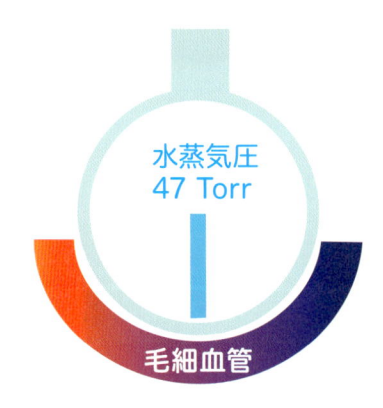

水蒸気圧
47 Torr

毛細血管

天引き…。私のように給与を支給されているものにとっては残念な言葉です。給与からいろいろなものが天引きされますね。健康保険、住民税、源泉徴収、それに住宅ローン、子供の塾の月謝、給食費などなど…。そのため手取りが、給与の額面と全く異なる様相を呈していることは毎月よく経験します。

ガスの割合に応じて比例配分する

- 閑話休題。水蒸気圧はこの「天引き」の概念で考えると理解しやすいですね。体温で決まる一定額が、間違いなく大気圧から差し引かれるわけです。その後、気体の存在する割合に応じて分圧（給与）を比例配分することになります。

比例配分すると、どうなりますか？

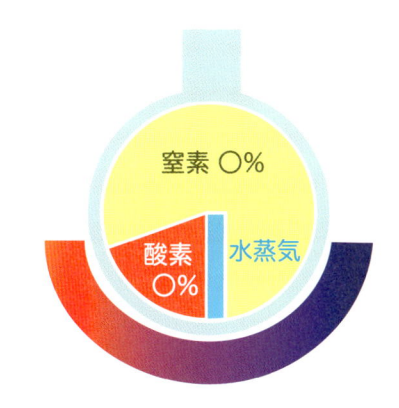

窒素 〇%

酸素 〇%　水蒸気

- 大気中には、**窒素**が 79%、**酸素**が 21% 存在します。この大気を吸い込むと、吸気に含まれる窒素の割合（F_IN_2）は 79%、酸素の割合（F_IO_2）は 21% となります。各々のガス分圧は、水蒸気圧を天引き後、この割合に応じて比例配分されます。

A-aDO₂ の求め方 ❸
P$_I$O$_2$ から P$_A$O$_2$ を求めるには

◆ 水蒸気圧を天引き後、比例配分すると、こうなります。

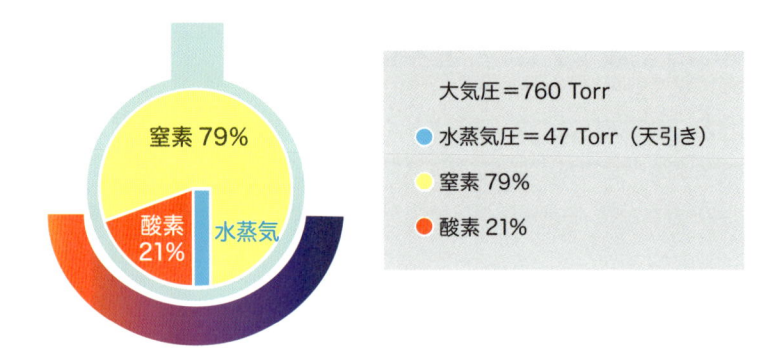

大気圧＝760 Torr
- 水蒸気圧＝47 Torr（天引き）
- 窒素 79%
- 酸素 21%

◆ 通常、大気圧は 760 Torr で、37℃における水蒸気圧は 47 Torr ですから、水蒸気以外の気体は 47 Torr を天引きされた 760 − 47 = 713 Torr の気圧を分け合って存在します。

◆ 窒素の割合は 79%ですから、

吸入気の窒素分圧 P$_I$N$_2$ = (760 − 47) × 0.79 ≒ 563 Torr

酸素の割合は 21%ですから、

吸入気の酸素分圧 P$_I$O$_2$ = (760 − 47) × 0.21 ≒ 150 Torr

となります。

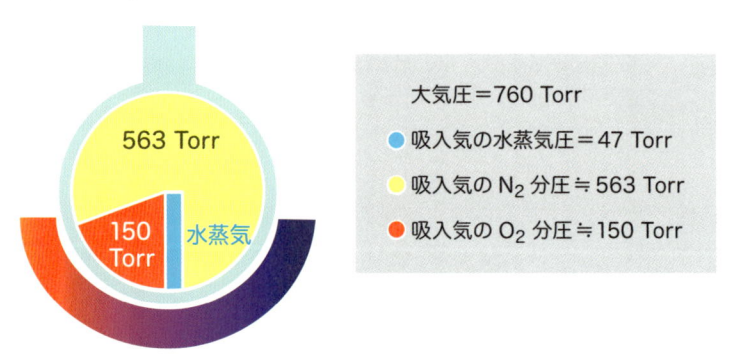

大気圧＝760 Torr
- 吸入気の水蒸気圧＝47 Torr
- 吸入気の N$_2$ 分圧 ≒ 563 Torr
- 吸入気の O$_2$ 分圧 ≒ 150 Torr

◆ ちなみに、吸気中にも二酸化炭素は存在しますが、大気中の二酸化炭素濃度は 0.04%とごく少ないので、ほぼゼロと見なしていいでしょう。

P_IO_2 イコール P_AO_2 ではない

- P_IO_2、すなわち吸い込んで肺胞・気道内に入った空気のうち、酸素の分圧が求まりました。
- じゃあ、肺胞内の酸素分圧 P_AO_2 は、P_IO_2 と一緒ですね、となれば話は簡単なのですが、そうはまいりません。なぜか。24ページに挙げた前提条件を思い出して頂く必要があります。

『そもそも肺胞は3億個もあり、ガスは不均一に分布しています。そのため P_AO_2 は肺全体としての平均、というか代表の値を考えることになります。また、呼吸のとある瞬間を捉えてガスの組成、分圧を測定することはほぼ不可能です。呼吸運動は別にして、吸気と呼気の平均的な状態、生体内での呼吸と代謝が一定した恒常状態を想定して考える必要があります』

- このモデルにおいては、吸気の後に直ちに起こる、O_2 と CO_2 の**ガス交換が成立した後の恒常状態**を考えることになります。ということで、P_IO_2（吸入気）から、ガス交換分 O_2 が減った状態が P_AO_2 になるわけです。

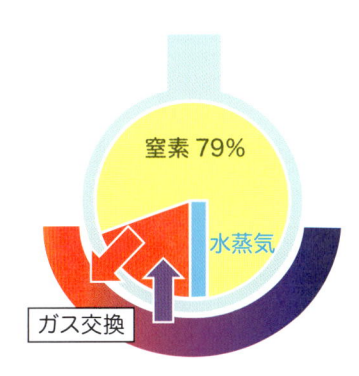

窒素79%
水蒸気
ガス交換

- 大気圧＝760 Torr
- ガス交換後の水蒸気圧＝47 Torr
- ガス交換後の N_2 分圧 ≒ 563 Torr
- ガス交換後の O_2 分圧 ≒ ? Torr
- ガス交換後の CO_2 分圧 ≒ ? Torr

ガス交換後の分圧をどうやって求める？

- ガス交換後の O_2 分圧は、血中へ移動した分の O_2 分圧（X Torr とします）を引いたもので、ガス交換後の CO_2 分圧は、静脈血から移動してきた CO_2 分圧（Y Torr とします）とほぼ等しいわけですから、

ガス交換後の O_2 分圧 ≒ 150 − X Torr
ガス交換後の CO_2 分圧 ≒ Y Torr

となります。

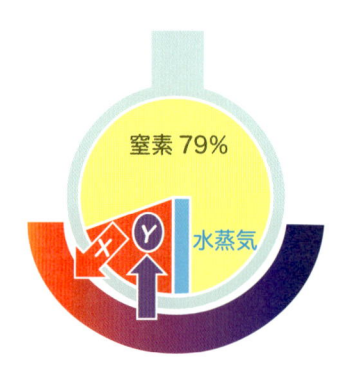

```
窒素 79%
水蒸気
```

大気圧＝760 Torr
● ガス交換後の水蒸気圧＝47 Torr
● ガス交換後の N_2 分圧 ≒ 563 Torr
● ガス交換後の O_2 分圧 ≒ 150 − X Torr
● ガス交換後の CO_2 分圧 ≒ Y

- でも、ガス交換で移動（＝拡散）する O_2 の量（X）を直接測定することはできません。そりゃそうですね。そこで注目したいのが、O_2 と CO_2 は交換されている、ということです。
- ものを交換する際にはレート（比）を考えます。よく使われるところでは、「1 ドルが○○円」とかいう、交換比率ですね。

A-aDO₂ の求め方 ❹
呼吸商

- O_2 と CO_2 の交換にも一定の「レート」がありまして、**呼吸商**といいます。これは体内でどのくらいの C（炭素、つまり二酸化炭素の元）が消費されているかによりますので食事の内容とも関係があるのですが、通常はだいたい 0.8 くらいです。

$$O_2 : CO_2 = 1 : 0.8$$

- つまり、O_2 が 1 に対して CO_2 が 0.8 の割合で交換する、ということですね。となると、移動（拡散）する CO_2 の量（Y）がわかれば、移動（拡散）する O_2 の量（X）がわかることになります。

移動する O_2 の量（X）：移動する CO_2 の量（Y）＝ 1：0.8
ゆえに
移動する O_2 の量（X）＝ 移動する CO_2 の量（Y）÷ 0.8

- じゃあ、Y がわかるのか、って話ですが、Y を直接測定することはできません。でも、移動して肺胞内に入った CO_2 の分圧（Y）は、肺胞に接している毛細血管内の（ガス交換をして飽和した後の）動脈血 CO_2 分圧（$PaCO_2$）とほぼ同じはずです。同じになるのが飽和してる、ということですから、当たり前といえば当たり前です。

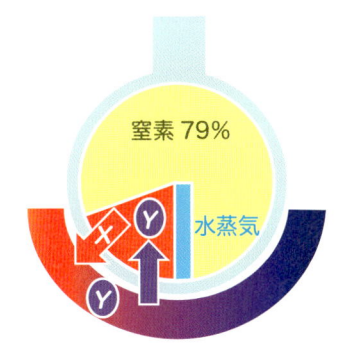

拡散する O_2 の量（X）を求めるには…

$$X = Y \div 0.8$$

肺胞内の Y ＝ 血管内の Y

- この動脈血 CO_2 分圧（$PaCO_2$）って、動脈血ガス分析で出てくる値でしたね。ここでようやく測定可能な数値が出てきました！
- すなわち、$Y \fallingdotseq PaCO_2$ となるのです。おぉ～～。

A-aDO₂ の求め方 ❺
というわけでようやく A-aDO$_2$

- というわけで、

    ガス交換後の O$_2$ 分圧（P$_A$O$_2$）≒ 150 − X Torr

    ガス交換後の CO$_2$ 分圧 ≒ Y Torr

    X ≒ Y ÷ 0.8

    でしたから、

    ガス交換後の CO$_2$ 分圧 ≒ PaCO$_2$（血ガスで測定可能）

    ガス交換後の O$_2$ 分圧（P$_A$O$_2$）≒ 150 − X Torr
    　　　　　　　　　　　　　　　　　 ≒ 150 −（Y ÷ 0.8）Torr
    　　　　　　　　　　　　　　　　　 ≒ 150 −（PaCO$_2$ ÷ 0.8）Torr

    となるわけです。

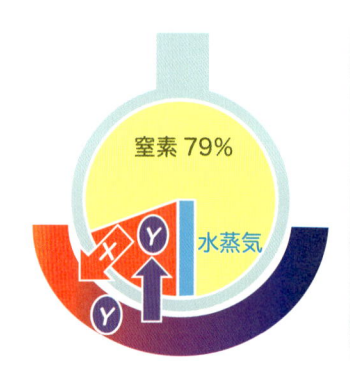

大気圧 = 760 Torr
- ガス交換後の水蒸気圧 = 47 Torr
- ガス交換後の N$_2$ 分圧 ≒ 563 Torr
- ガス交換後の O$_2$ 分圧
  ≒ 150 − X Torr
  ≒ 150 −（Y ÷ 0.8）Torr
  ≒ 150 −（PaCO$_2$ ÷ 0.8）Torr
- ガス交換後の CO$_2$ 分圧 ≒ PaCO$_2$

窒素 79%　水蒸気

- で、求めたかった A-aDO$_2$ は、

    A-aDO$_2$ = P$_A$O$_2$ − PaO$_2$
    　　　　　≒ 150 −（PaCO$_2$ ÷ 0.8）− PaO$_2$ Torr

    として求められます。

A-aDO$_2$ の求め方 ❻
もう一度最初からおさらい

- 最後に、もう一度最初からおさらいをしておきます。≒で書くとややこしいので、すべて＝にしておきます。

吸入した空気の O$_2$ 分圧 ➡ P$_I$O$_2$

P_IO_2 ＝ {大気圧（760 Torr）－ 37℃における水蒸気圧（47 Torr）}
  × F$_I$O$_2$（21%）

飽和して恒常状態になった肺胞内の O$_2$ 分圧 ➡ P$_A$O$_2$

P_AO_2 ＝ P$_I$O$_2$ － PaCO$_2$ ÷ 0.8

肺胞内の O$_2$ と動脈血内の O$_2$ の差 ➡ A-aDO$_2$

A-aDO$_2$ ＝ P$_A$O$_2$ － PaO$_2$
    ＝（P$_I$O$_2$ － PaCO$_2$ ÷ 0.8）－ PaO$_2$
    ＝ {大気圧（760 Torr）－ 37℃における水蒸気圧（47 Torr）}
      × F$_I$O$_2$（21%）－ PaCO$_2$ ÷ 0.8 － PaO$_2$
    ＝ 150 － PaCO$_2$ ÷ 0.8 － PaO$_2$

- この式を丸暗記してもいいのですが、大気圧や体温や F$_I$O$_2$ が変わると微妙に変わってくることに注意しましょう。特に O$_2$ 吸入をしている患者さんでは、150 という数字は全く使えませんし、F$_I$O$_2$ もあてにならないので、A-aDO$_2$ の計算はできないと考えた方がいいでしょう。
- 逆に A-aDO$_2$ を計算したいときは、酸素吸入をしばらく中止する（もちろんそれで SpO$_2$ < 90 なんかになるようではダメですが）などの工夫が必要です。
- どちらかといえば、A-aDO$_2$ は初診時、肺胞の病気があるのかどうかを知る目安に使ったり（後述）、治療効果を判定するために条件をそろえてフォローアップする、そういう使い方になるのかな、と思います。

側臥位の時に、どっちを下にするかによってSpO$_2$が変わる理由

　人工呼吸管理中の患者さんを見ておられる看護師さんからよく聞かれる質問です。「側臥位の時に、どっちを下にするかによってSpO$_2$が変わるんですけど、どうしてですか？」

　体位によってSpO$_2$が変わるのは、換気と血流の関係から説明可能です。換気が多いところに血流が多く流れると、酸素化が良くなり、換気が少ないところに血流が多く流れると、換気血流不均衡が起こるため酸素化は悪くなります。

　肺炎や肺癌などで一側肺が広範に障害されている患者さんでは、健側を下にして臥床する傾向があります。なぜって、その方が楽だから。下にした方に血流が多く流れるので、肺胞が障害されていない方、つまり換気ができている方を下にすることで、換気と血流をマッチさせるんですね。

　例外として、大量の胸水がある患者さんが、胸水のある側を下にすることがあります。これはSpO$_2$の理屈というよりも、胸水側を上にすると健側が圧迫されて苦しい、という理由によるようです。

まずは正常の呼吸を知る

- この章では呼吸と換気のことを勉強したいと思います。

- 「呼吸」とか「換気」とか、ありふれた言葉だけに、定義があやふやになりがちです。私もそうでしたから、よくわかります。ですので、最初に定義をきちんと決めておきましょう。

呼吸	細胞が生きていくためには酸素が必要。酸素を細胞に供給し、ミトコンドリア内でエネルギー代謝（ATP 産生）に利用し、代謝過程で生じた二酸化炭素を排出する。この一連の過程を呼吸という。
外呼吸	外気と血液とのガス交換。肺において酸素を取り入れて二酸化炭素を排出する。
内呼吸	血液と細胞の間のガス交換。動脈血から酸素を組織に渡し、組織から二酸化炭素を血液に渡して静脈血となる。
呼吸運動	胸郭が大きくなったり小さくなったりすることで肺が伸び縮みする、その動き。横隔膜など呼吸筋が収縮、弛緩することで起こる。
換気	呼吸運動の結果、肺（肺胞）内に空気が出入りすること。

- 臨床で呼吸のことを考える場合、外呼吸のことを取り上げることが多いです。当たり前ですが、呼吸器疾患、というか肺の疾患では、主に外呼吸のところで障害が起こっているからです。ですから、ここでも外呼吸のことを取り上げましょう。

外呼吸＝肺胞換気＋ガス交換

- 外呼吸でやっていることは、大気から酸素を取り入れて、体内で生じた二酸化炭素を放出し、その結果、静脈血を動脈血にするということです。
- このために呼吸運動を行って、肺胞内に新鮮な空気（酸素が多く、二酸化炭素が少ない）を取り入れ、二酸化炭素の多くなった空気を出す、ということをしています。これを**肺胞換気**といいます。

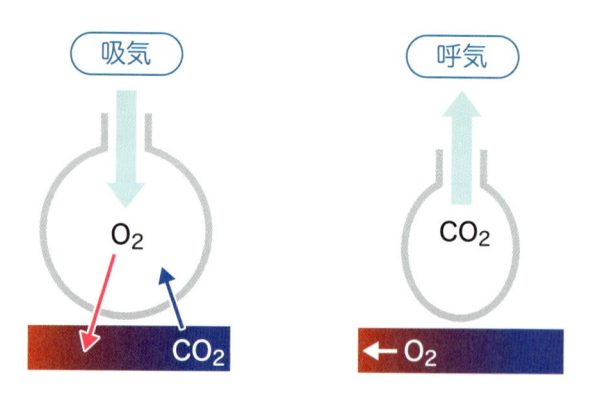

- 新鮮な大気の組成は窒素 79％、酸素 21％、この 2 つがほとんどを占めていて、**二酸化炭素は 0.04％とほぼ無視できる**程度しかありません。
- 大気を肺胞内に吸い込むと、肺胞周囲にある毛細血管との間で**ガス交換**が行われ、**肺胞内と血液内のガスはすぐに飽和**します。それで、ガス交換後の呼気ガス組成は、酸素 16.4％、二酸化炭素 4.1％と二酸化炭素が増えているのです。窒素の割合はほとんど変わりません。

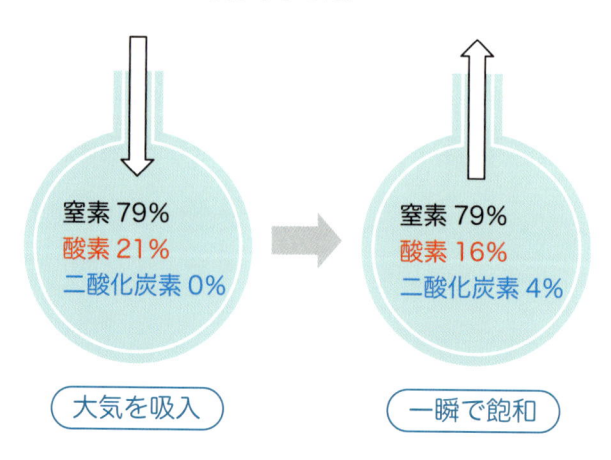

呼吸運動の主役、横隔膜

- 呼吸運動は横隔膜、肋間筋、さらに呼吸補助筋などの筋肉の収縮で行われます。一番大きな働きをしているのは、大きな筋肉である横隔膜で、安静換気時にはほとんど横隔膜だけで呼吸運動が行われています。
- 横隔膜の面積は 300 cm^2 ぐらいありまして、安静換気では 1 ～ 1.5 cm 程度動くとされていますから、1 回換気量（500 mL 程度）の大部分が横隔膜の動きでまかなわれることがわかります。
- **横隔膜は横から見ると上にたわんでいます**。それが収縮することで下降し、肺が伸びて吸気が起こります。逆に呼気の時は横隔膜が弛緩し、肺自体が縮もうとする力（弾性収縮力）で肺が縮みます。

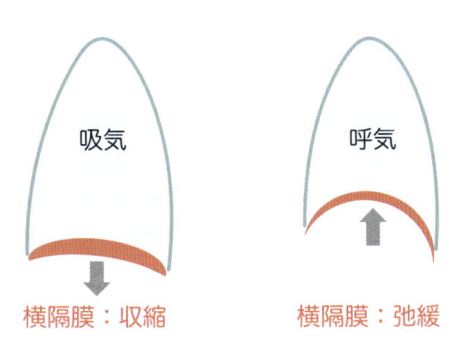

吸気　　　呼気
横隔膜：収縮　　横隔膜：弛緩

- 肺胞の壁には**弾性線維**が存在します。弾性線維は、伸ばされるとそれに反発して縮もうとする性質があります。**肺は伸ばされた状態で胸郭内に納まっている**ので、常にスキあらば縮もう縮もうとしています。
- 気胸になると、肺は縮みますよね。肺の切除標本を見ても、元の大きさが想像できないほど小さくなっています。その縮もうとする力が**弾性収縮力**です。

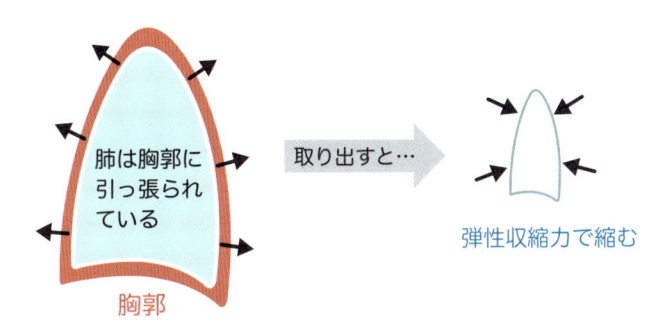

肺は胸郭に引っ張られている
胸郭
取り出すと…
弾性収縮力で縮む

肋間筋の役割

- 肋間筋には**外肋間筋**と**内肋間筋**があり、ややこしいことに役割が正反対なのです。外肋間筋と内肋間筋は、走行方向が異なります。次の図を見てください。外肋間筋（赤色）と内肋間筋（緑色）はクロスしていますね。

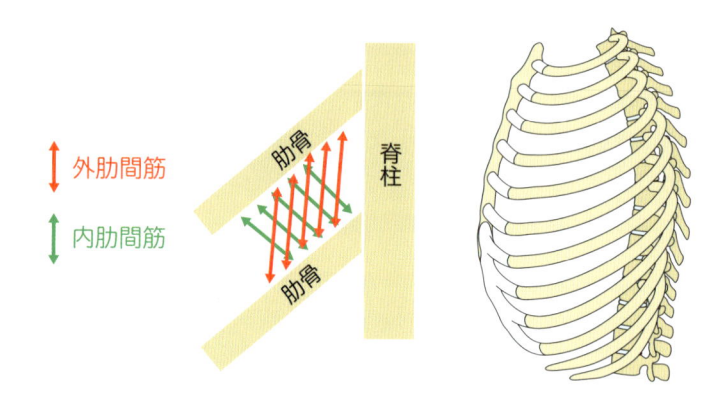

外肋間筋は肋骨を持ち上げる

- 筋肉の方向が違うと、収縮したときの肋骨の動きが異なります。まず外肋間筋の動きを見ましょう。
- 外肋間筋が弛緩した状態から収縮すると、肋骨を持ち上げる方向に力が働きます。この力によって、肋骨によって形作られている胸郭が上に拡がり、肺が伸びるのです。

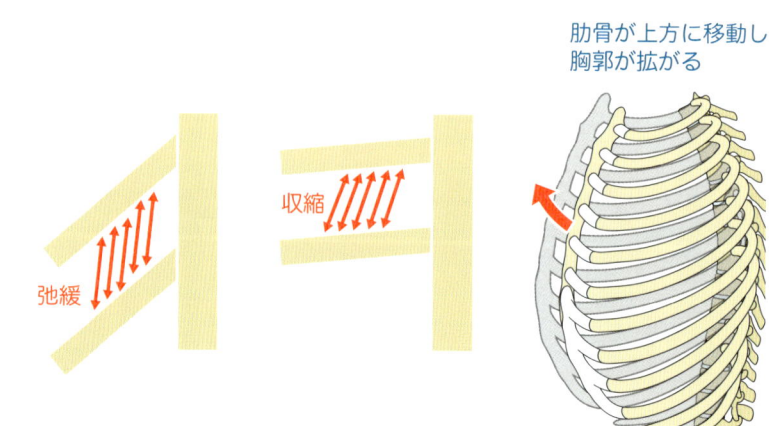

内肋間筋は肋骨を押し下げる

* 内肋間筋の働きは、外肋間筋と正反対です。内肋間筋が収縮すると、肋骨を押し下げる方向に力が働きます。その結果、胸郭が狭まり肺は押し縮められることになります。

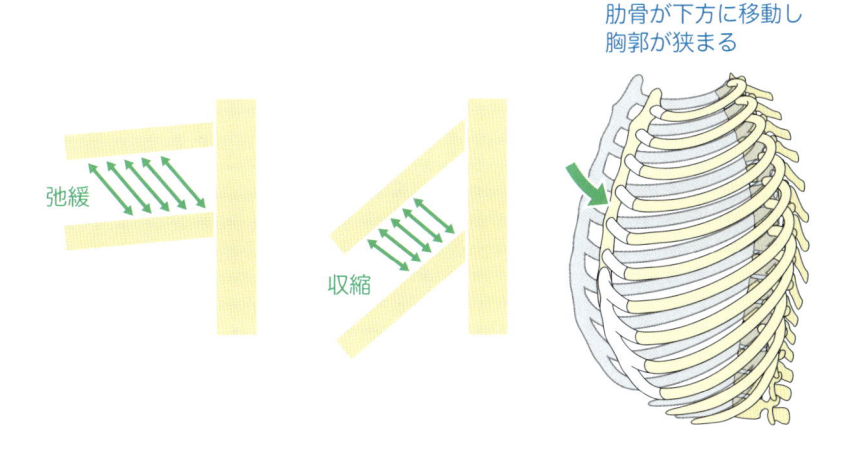

肋骨が下方に移動し胸郭が狭まる

弛緩

収縮

* 内肋間筋が使われるのは主に**強制呼気**（意識して強く息を吐く）のときで、安静換気時にはあまり出番がありません。

* 外肋間筋と内肋間筋が反対の働きをすることがわかりました。なぜ、そうなるのか……。筋肉の走行方向が関係ありそうですね。
* ここで、テコの原理を思い出してください。支点からの距離が遠いほど、より小さな力で動かすことができます。ということは、外肋間筋が収縮すると下位の肋骨が引き上げられ、内肋間筋が収縮すると上位の肋骨が引き下げられることになります。

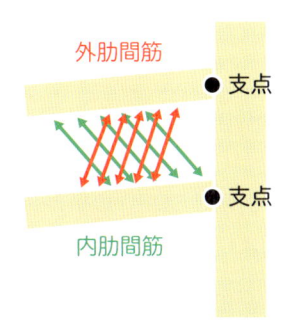

外肋間筋
● 支点
● 支点
内肋間筋

補助呼吸筋の役割

- 肋間筋以外に、**補助呼吸筋**と呼ばれるいくつかの筋肉が、特に深呼吸をする際に働いています。有名なところでは胸鎖乳突筋。
- **胸鎖乳突筋**は胸骨および鎖骨と、側頭骨の乳様突起（および後頭骨）を結ぶ筋肉です。頸部にあるため解剖学の最初の方に出てきて、名前のインパクトも強いので、印象に残っている方も多いでしょう。
- 胸鎖乳突筋は、本来は頸を回すのに使われますが、補助呼吸筋としての役割は、鎖骨を引っ張り上げて胸郭を拡げるというものです。鎖骨と言えば胸郭の端の方ですから、横隔膜なんかに比べればずいぶんとその役割は小さいように思いますが…。

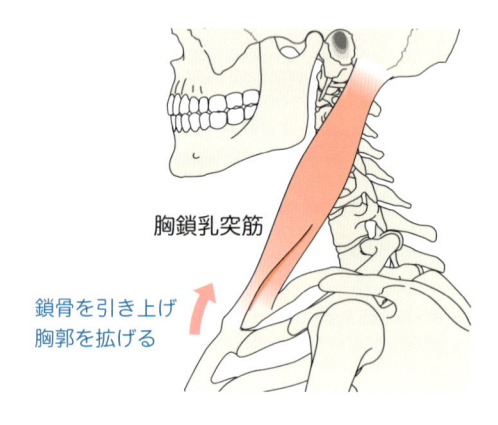

胸鎖乳突筋

鎖骨を引き上げ
胸郭を拡げる

- 胸鎖乳突筋以外の補助呼吸筋として、斜角筋（頸椎と第1・第2肋骨を結ぶ）、大胸筋（鎖骨、胸骨・肋軟骨、腹直筋と上腕骨を結ぶ）、前鋸筋（肋骨と肩甲骨を結ぶ）なども、収縮することで胸郭を拡げる役目を持っています。
- また、呼気時に働く補助呼吸筋として、腹直筋、外腹斜筋、内腹斜筋など腹壁の筋肉は、収縮することで腹壁を押し込み、**腹圧を上げて横隔膜を押し上げ、胸郭を狭める**働きがあります。

- 通常は横隔膜が呼吸運動の大部分を担っているわけですから、あまり補助呼吸筋が出しゃばる場面はないのですが、疾患によっては補助呼吸筋に負担がかかる場面もあります。例えば **COPD** の患者さんでは、胸鎖乳突筋が吸気時に頑張るために、相当発達して見えるわけです。

健常時の呼吸運動でやっていること

- 人工呼吸や人工換気を考える上では、健常時の「普通の」呼吸運動について知っておく必要があります。というのも、人工呼吸はまず第一に「普通の呼吸」を肩代わりするものであるからです。
- 例えば、心肺蘇生後の人工呼吸管理や、神経筋疾患での呼吸管理。こういう場合は、必ずしも肺が悪いわけではないですから、健常時の呼吸運動を知っておけば、それほど設定に困ることはないわけです。
- 一方、肺や心臓の病気になったときは、どういう病態だからどこをどう補うのか、ということを考えて設定を調整します。

吸気と呼気

- 呼吸運動は以下のように行われています。

吸気 横隔膜をはじめ、外肋間筋や主な補助呼吸筋を収縮させ、能動的に胸郭を拡張させることで**胸腔内を陰圧にし**、肺を膨張させて空気を流入させる。

呼気 収縮した筋肉を弛緩させ、**胸腔内の陰圧を解除する**。肺は自らの弾性収縮力で収縮し、空気が流出する。強制呼気のときは内肋間筋や腹壁の筋肉を収縮させ、胸腔に陽圧をかけて肺の収縮を助ける。

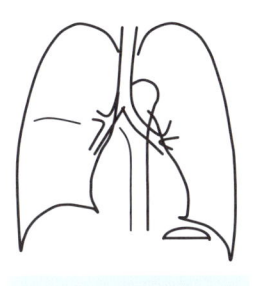

吸気 胸郭の拡大 横隔膜の下降

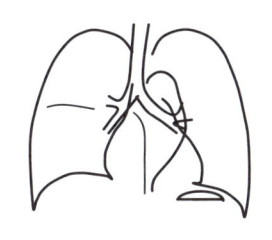

呼気 胸郭の縮小 横隔膜の上昇

- 胸腔はもともと陰圧ですが、吸気の時にはさらに陰圧（マイナス）になっています。

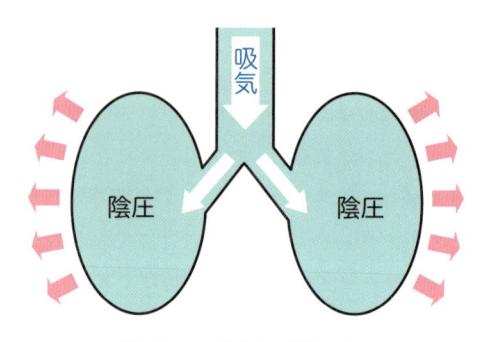

陰圧により肺が膨らむ

- その陰圧を解除して息を吐くのです。

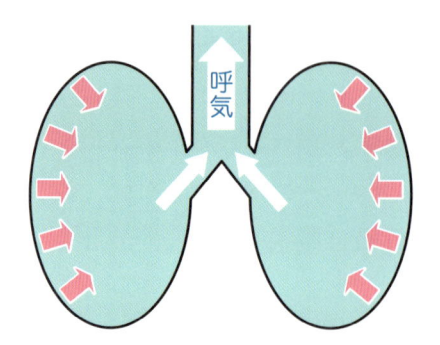

肺自身の弾性収縮力で縮む

当たり前のようなことを書いていますが、これが今後、肺の病態生理や人工呼吸・人工換気を考える上で役に立ちますので覚えておきましょう。

- このように、吸気は筋肉の収縮でなされますが、呼気（特に安静呼気）は筋肉の弛緩と肺そのものの弾性収縮力で行われます。したがって、吸気の方がすばやく、**呼気の方が時間がかかります**。吸気をⅠ、呼気をEで表して **I/E 比** と呼んだりしますが、通常１：２とか１：３程度になります。

シンプルな数字で呼吸運動を理解する

- 今後いろいろな事柄を説明するにあたって、物事をシンプルにしてお話ししたいと思います。実際の体の動きは結構複雑で、個人差も大きいのですが、ある程度代表的な数字を決めてしまおう、ということです。

> - 吸気 1 秒、呼気 2 〜 3 秒
> - 1 サイクル 4 〜 5 秒
> - 呼吸回数は 1 分間に 12 〜 15 回

- 呼吸のサイクルは吸気と呼気だけではなく、休止期も含まれるはずです。吸気 1 秒、呼気 2 〜 3 秒に加えて、休止期を合計 1 秒とすれば、1 サイクルは 4 〜 5 秒になります。

- **呼吸回数**は 1 分間に何回呼吸するか、ですから、60 秒 ÷ 4 〜 5 秒 = 12 〜 15 回というのが標準的な数字となります。

- 安静換気時に、1 回の換気で肺に出入りする空気の量を **1 回換気量** といいます。1 回換気量は、**体重（kg）× 10（mL）** が目安です。

- 1 分間で肺に出入りする空気の量を **分時換気量** と言います。1 回換気量 × 呼吸回数で計算されます。例えば、体重 50 kg の人が 1 分間に 12 回呼吸をすると、

500 mL × 12 回 / 分 = 6,000 mL

となります。

空気の通り道と肺胞

- 呼吸するときに空気が通る経路を気道といいます。**気管**は1本ですが、気管分岐部で左右の**気管支**に分かれ、その後もどんどん枝分かれして、細くなっていきます。

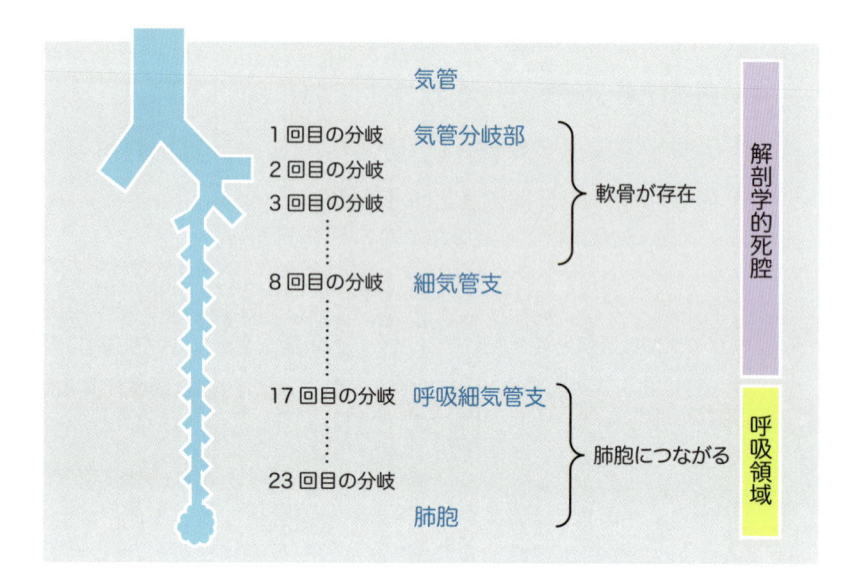

```
                    気管
1回目の分岐    気管分岐部  ┐
2回目の分岐              │
3回目の分岐              ├ 軟骨が存在    解剖学的死腔
   ⋮                    │
8回目の分岐    細気管支   ┘

17回目の分岐  呼吸細気管支 ┐
   ⋮                    ├ 肺胞につながる  呼吸領域
23回目の分岐             │
              肺胞       ┘
```

- 気管および太い気管支は、その周りをしっかりと軟骨が巻いていて、気道の虚脱(ぺしゃんこになること)を防いでいます。大体5回分岐するあたりで軟骨が途切れ途切れになり、さらに分岐が進むとやがて軟骨はなくなって、**細気管支**と呼ばれる柔らかい膜状の筒になります。
- それより末梢の細気管支は、周囲の肺胞壁に存在する弾性線維が縮もうとする力によって、常に外向きに引っ張られており、それによって虚脱を防いでいます。

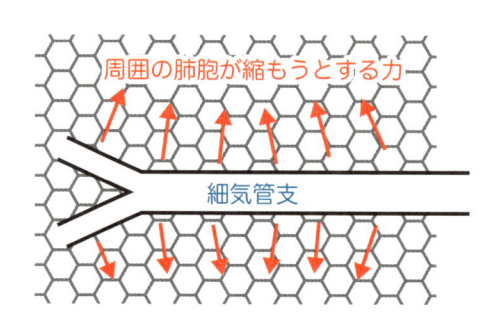

周囲の肺胞が縮もうとする力

細気管支

呼吸細気管支～肺胞でガス交換を行う

- 17回分岐した後は**呼吸細気管支**となり、**肺胞管**を経て**肺胞**につながっています。これ以降の領域は、空気の通路というよりは呼吸をする領域と見なされています。それまでの気道ではガス交換は行われませんので、そこに入っている空気はムダといえばムダになり、その容量を**解剖学的死腔**と呼んでいます（48ページで詳しく説明します）。

- 呼吸細気管支になって以降も枝分かれは続き、最終的には23回ぐらいの枝分かれが確認されています。最初は1本の気管が、2本ずつに分岐するとして、呼吸細気管支レベルで2の17乗≒13万本になります。そして最終の肺胞は3億個あると言われています。

- 末梢に行くほど気管支1本あたりの断面積は小さくなりますが、数が増えますから断面積の総和は増加します。細くなればなるほど加速度的に増えるので、ヒトの3億ある肺胞の総面積は100平方メートルと、体の大きさからは想像もできない、広大な面積になります。

原始的な魚類の肺胞は1個でした。ヒトの肺胞が1個だったら、表面積は1平方メートルもないでしょう。100倍以上の表面積を獲得することによって、広大な面積の毛細血管が大気に触れ、膨大な量の酸素を取り込むことができるようになったのです。酸素を大食いする脳が、ヒトにおいてこれだけ発達できたのは、ひとえに肺の発達のおかげなのですね。

肺胞の構造とガス交換

- 3億個ある肺胞の1個1個を拡大すると、さらに「**効率的にガス交換をする**」ための工夫を知ることができます。
- 効率的に酸素を拡散させるには、空気と血液の接触面積をできる限り大きくする必要があります。前項で述べたように、肺胞の数を多くすることでそれは叶いました。
- そしてもう一点、肺胞腔（空気）と血管（血液）の距離をできるだけ近くする、つまり**間にある構造物の厚みをできる限り薄くする**ことも大事です。
- 身近なものに例えると、コンタクトレンズは厚みが半分になると酸素透過性は2倍になると一般的に言われています。それだけ薄い作りであることが酸素の受け渡しの効率を上げるのですね。

酸素酸素と言うてますが、ガス交換には二酸化炭素も関与しております。二酸化炭素のことはいいんかい!! というお叱りの言葉はないのでしょうか？ ハイ、ないです。二酸化炭素は拡散速度が酸素より圧倒的に（約20倍）速いので、酸素のことだけ考えておいたらいいのです。

肺胞はどうなっているか

- 肺胞の周囲は、毛細血管がびっしりと取り巻いています。肺胞表面積の約半分（50平方メートル程度）は毛細血管で覆われているのです。隣り合う肺胞の間には**間質**（図の黄色い部分）があり、**肺胞上皮**とともに**肺胞壁**をなしています。その肺胞壁の中に毛細血管があります。

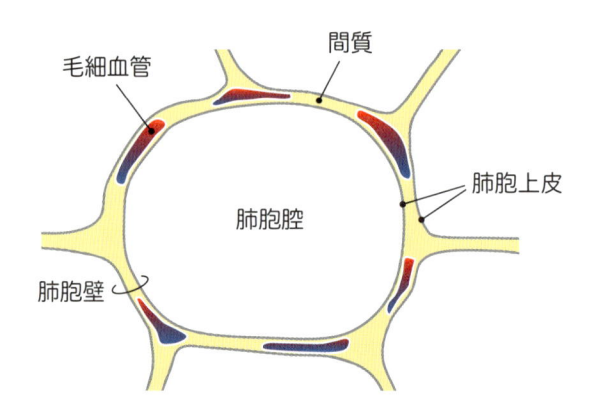

肺胞壁を拡大して見てみると

- 肺胞壁をさらに拡大して見てみましょう。

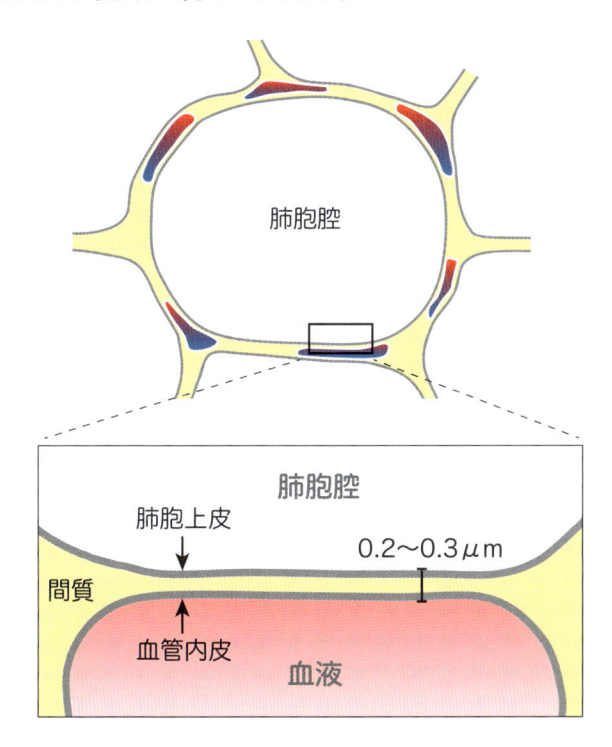

図中ラベル：肺胞腔／肺胞上皮／間質／血管内皮／血液／0.2〜0.3μm

- 肺胞と毛細血管の間に存在する障壁は、肺胞上皮・間質・血管内皮で構成されています。この壁は場所にもよりますが、0.2〜0.3μmと、と〜っても薄いのです。この薄さによって、酸素の拡散、ガス交換が効率的に行われているわけです。

死腔換気とは

「死腔」ってナンだ？

- 死腔とは、要するに肺の中でガス交換に関係のない部分をいいます。
- ガス交換は肺胞腔で行われていて、口腔・鼻腔から気管、気管支、細気管支といった「気道」では行われていません。これら、肺胞を除いた気道のことを解剖学的死腔といいます。
- 厳密に言うと、換気血流ミスマッチを起こしている肺胞でもガス交換はなされていませんので、それを含めたものを生理学的死腔と呼びますが、健常人ではこれらはほぼ等しく、150 mL（2.2 mL/kg 体重）程度とされています。
- ということは、1 回換気量 500 mL の場合、実際にガス交換される＝肺胞に出入りする空気の量は、

500 − 150 = 350 mL

となります。

1 回換気量が減ったので呼吸回数を増やしました…

- 人工呼吸器でモニターできる分時換気量は［1 回換気量×呼吸回数］ですから、1 回換気量 500 mL、呼吸回数 12 回の場合、

500 × 12 = 6,000 mL

- そのうち実際にガス交換される＝肺胞に出入りする空気の量は、

350 × 12 = 4,200 mL

となります。

- ここで、1 回換気量が減った、とします。その場合、「分時換気量を保つために呼吸回数を増やして補おう」となるわけです。
- 例えば、1 回換気量が 300 mL に減ったとしましょう。分時換気量を先ほどと同じ 6,000 mL にするために必要な呼吸回数は、

6,000 ÷ 300 = 20 回

ですから、人工呼吸器を 20 回に設定して安心していると…。思ったほど改善しません。なぜでしょうか？

- 1 回換気量が 300 mL になっているということは、1 回換気で実際にガス交換される＝肺胞に出入りする空気の量は、

  300 − 150 = 150 mL

- 1 分間に 20 回の呼吸では、

  150 × 20 = 3,000 mL

  となり、ずいぶん少なくなります。

- これは死腔の分（死腔換気）を計算に入れていないからです。見かけの換気量が同じであっても、呼吸回数で稼ぐ場合には思ったほど換気していないことがあるわけです。

死腔換気を計算に入れましょう

- 1 回換気量が少なくなればなるほど、1 回換気量のうち死腔の占める割合が増えます。そのため、ガス交換に関係のないムダな空気の動きが多くなり、呼吸回数を増やしてもあまり正味の換気量が増えません。

- 逆に言えば、1 回の呼吸には必ず死腔分の容量が含まれているので、**呼吸回数が増えるほど、ムダな換気も増える**ことになります。

- そんなわけで、呼吸回数をいたずらに増やすことは勧められません。自発呼吸の状態で頻呼吸になっているなら、いっそ鎮静をかけて器械による換気に乗せてしまう方が、効率がいいということになるわけです。
- 結論として、「1 回換気量が減ったから呼吸回数を増やして換気量を補う」は半分正解ですが、半分は間違いということになります。
- 死腔換気のことがあるゆえに、程度問題ではありますが、1 回換気量はそんなに極端には減らせませんし、呼吸回数もそんなには増やせない、そう理解しましょう。

カン違いとスレ違い

　若い人の指導にあたっていると、ジェネレーション・ギャップに戸惑いを覚えることがしばしばあります。でも、自分の研修医時代を思い出してみると、よく似ているな〜と思うところもたくさんあります。

　その最たるものは、「自分を良く見せたい」「カッコ悪いところを同僚や上級医に見せたくない」という思いです。やはりカッコ悪いところは見せたくないし、「こいつ馬鹿だな」と思われたくない。それは当たり前のことです。私は、研修2年目までこの傾向が強く、その場を取り繕うような言動が多かったように思います。

　今思うと、もったいなかったな〜と。だって、上級医にしてみれば「こいつわかっていない＝教えなきゃならない」のですから。「これを知らない、あれも知らない」というアピールは、教えてもらう機会を増やすことになるわけです。

　研修2年目の途中ぐらいになって、ある程度自分のスキルに自信がついてきた頃、不思議なもので「知らない」アピールが苦痛でなくなりました。「知らない」アピールをすると、面白いようにどんどん教えてもらえるのです。おかげで、ほとんど耳学問で内科全般のスキルを身につけることができました。本を読まなくても、毎日のように各分野の上級医に教えを乞い、ノート、メモが増えていきました。

　やはりエキスパートに直接聞く、ってのが一番効率よく知識を蒐集できます。もちろんじっくり文献に当たる習慣、文献を正しく読むスキルも大切ですが、若いうちは現場で学ぶのが一番ではないか、文献は大人になってからでもいいのではないか、そんなふうに思いました。私のように、本や論文を読まないまま年をとってしまうのもどうかと思いますが…。

　上級医は、「知らないことを教えてあげたい」と手ぐすねを引いて待っているのです。そこをカン違いして「知ってますよ」アピールをされると、やっぱり冷めてしまいます。私たちが研修医や学生の皆さんに期待しているのは、知識ではありません。学ぼうという熱意です。そこのカン違いが多くて、こちらの熱意とスレ違いになっている、そうなってしまうと残念ですね。

　あ…ひょっとして、「こんなエキスパート気取りのカン違い野郎に教わりたくない」そういう意思表示だったりするのでしょうか……（汗）。

健常肺で酸素が運ばれる様子

- いろいろな疾患で低酸素血症になるメカニズムを理解するために、まずは超シンプルなモデルを使って、健常肺における酸素の運搬を再現してみましょう。
- 後々の説明を簡単にするために、本当〜っにシンプルにしてあります。なんたって肺胞は2個、その周りを流れる血液もヘモグロビンが3個ずつしかありませんし、ヘモグロビンは酸素1個で飽和します。このあたりは実際と異なることを、あらかじめご了解ください。

超シンプルな肺モデル

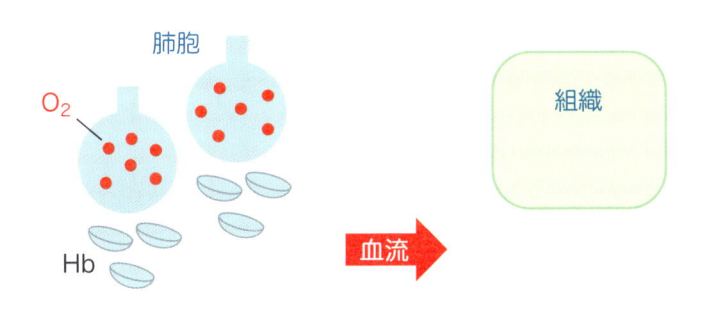

- 肺胞に新鮮な空気が入って、一瞬で酸素が肺胞から血液内のヘモグロビンに渡され、飽和します。このときにはガス交換、つまり二酸化炭素の受け渡しも行われているわけですが、今回は酸素に焦点を絞りましょう。

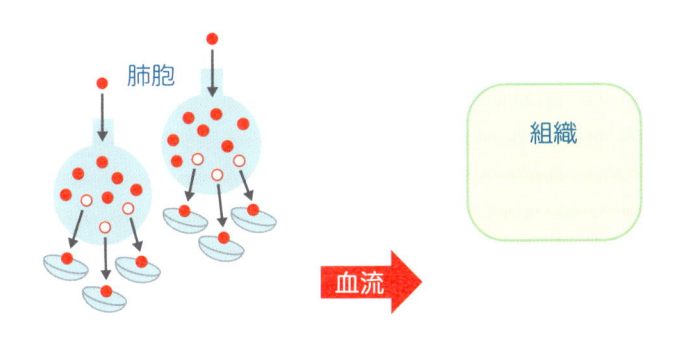

◆ 酸素を積み込んだ（飽和した）ヘモグロビンは、末梢の組織に運ばれ…

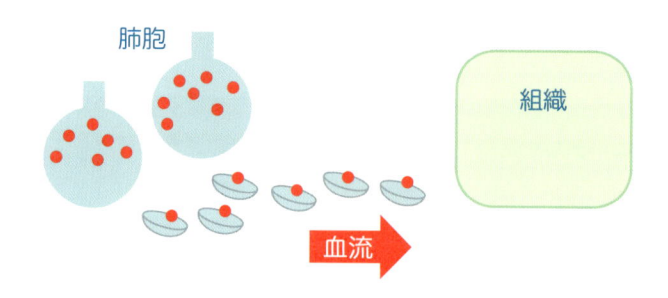

◆ 組織で酸素の受け渡しが行われます。

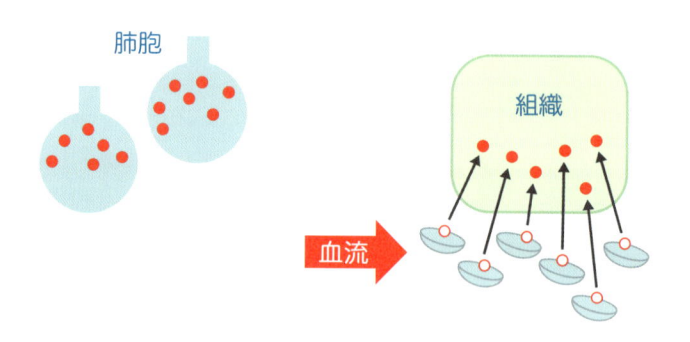

◆ このメカニズムのどこかがおかしくなって、血流で運ばれる酸素が減った（すなわち、組織に受け渡される酸素量が減る）状態を**低酸素血症**といいます。

◆ 「血流で運ばれる酸素」というのは動脈血中の酸素ですから、低酸素血症とはすなわち**動脈血酸素分圧が低下した状態**のことです。

換気血流不均衡（ミスマッチ）

- 低酸素血症をきたす病態には、以下のようなものがあります。

> ① 換気血流不均衡
> ② シャント
> ③ 拡散障害
> ④ 肺胞低換気

これらは、呼吸生理を勉強し始めた人が必ずと言っていいほどつまずくところなので、心して説明していきます。

- まずは「換気血流不均衡」について。「換気血流ミスマッチ」とも呼ばれ、個人的にはこちらの言い方がしっくりくるように思います。健常時には換気と血流がマッチして酸素の受け渡しが行われていたのが、換気か血流、どちらかの事情によって受け渡しがうまくいかなくなった状態をいいます。

ミスマッチで低酸素血症が起こるわけ

- 肺炎を例にとって、ミスマッチでなぜ低酸素血症になるか考えてみましょう。
- 肺炎になると、肺胞腔に浸出液（水）が溜まります。水びたしになった肺胞には空気が入りません。したがって、その肺胞では換気が起こりませんが、周囲の毛細血管の血流は残っています。

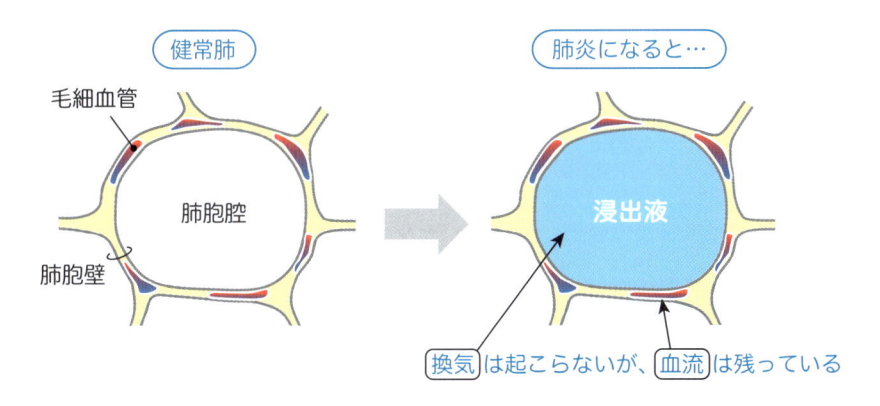

健常肺 / 肺炎になると…

毛細血管 / 肺胞腔 / 肺胞壁 / 浸出液

換気 は起こらないが、血流 は残っている

- 超シンプル肺モデルで、2個ある肺胞のうち1個が肺炎になった、と仮定すると…

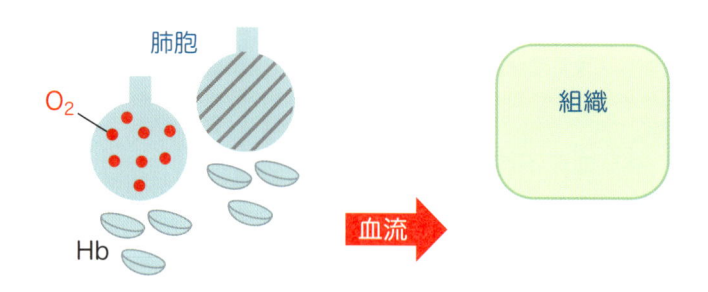

- 病変部でない肺胞ではこれまで通り酸素の受け渡しが行われますが、病変部では受け渡しが行われないので、結果的に受け渡される酸素が元の半分（3個）になってしまいます。

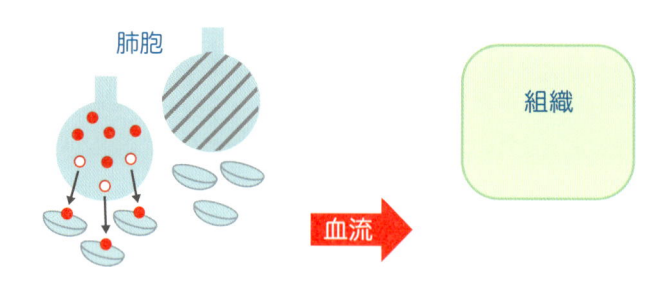

- 一方、病変部の肺胞でも毛細血管の血流そのものは残っていますので、全体として動脈血酸素分圧（PaO_2）は低下します。

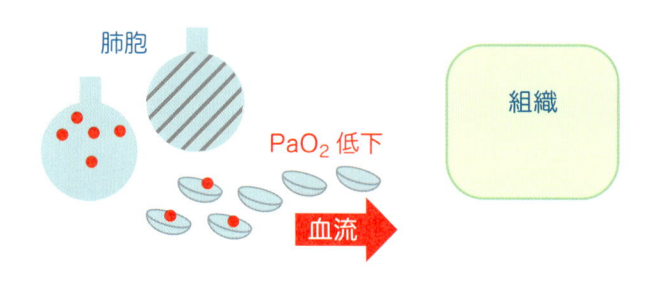

- これが換気と血流のミスマッチによって低酸素が生じるメカニズムです。

- 換気血流不均衡はさまざまな肺の不具合で起こりますが、このように換気が悪くなる疾患は、例に挙げた肺炎や他の感染症、肺水腫、間質性肺炎、ARDS などなど、たくさんあります。

つぶれた肺胞の P_AO_2 は考えなくてよい

- 肺胞がつぶれて換気がうまくいかなくなれば、肺胞に酸素が入らなくなり、肺胞気酸素分圧（P_AO_2）が低下するのではないか…。そう考えると、頭が混乱してしまいます。「P_AO_2 も PaO_2 もどっちも低下するのだから、A-aDO$_2$ は開大しないんじゃないか？」と思えてしまうからです。
- しかしながら、実際の肺では肺胞が 3 億個もありまして、各々の肺胞がいろいろな状況にあるわけです。キッチリ換気できている肺胞もあれば、つぶれている肺胞もある。
- つぶれた肺胞には空気が入らないから、そこの圧力はゼロです。したがって、その場所の P_AO_2 を考える必要はない。**P_AO_2 は開存している肺胞についてのみ考えればよい**のです。

シャント

- シャントは広い意味では換気血流不均衡に含まれます。そのため、初学者の方は混同しがちであります。また、教科書によって定義や意味するところが（広義であったり、狭義であったり）違うこともあります。

シャントの定義

- そこで、ここではなるべく混乱のないよう、私なりにキッチリと定義しておきたいと思います。シャント（shunt）は、もともと「回避する」とか「脇へやる」という意味で、「短絡」という日本語訳が付いています。
- わかりやすいのは**先天性心疾患**における右−左シャント。心室中隔欠損なんかで、右室の静脈血が左室の動脈血と混合してしまい、低酸素血症になってしまう例です。
- 本来、右室の静脈血は肺動脈を通って肺の毛細血管に運ばれ、ガス交換を経て動脈血になり、左房・左室にやってきます。この過程を**すっ飛ばして（＝短絡）**右室から直接左室に流れ込んでしまうので「シャント」と呼ばれます。

狭義のシャント

- 肺内におけるシャントは、例えばこういうことです。再び超シンプル肺モデルを使って考えましょう。換気と血流がマッチしている状態はこうです。

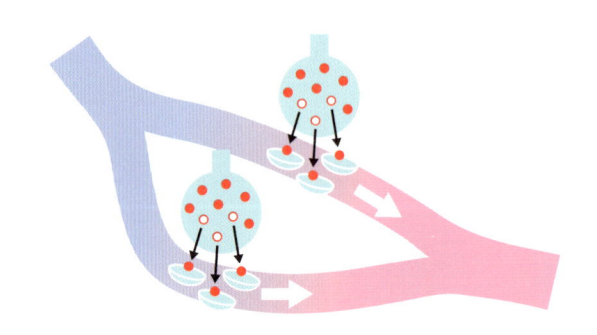

- 2つある肺胞のうち1個が失われた状態（あるいはもともと肺胞がない状態）が、本来の意味のシャントです。この場合、肺胞がない部分では酸素の受け渡しがありませんから、換気血流不均衡と同じ理屈で低酸素血症になります。

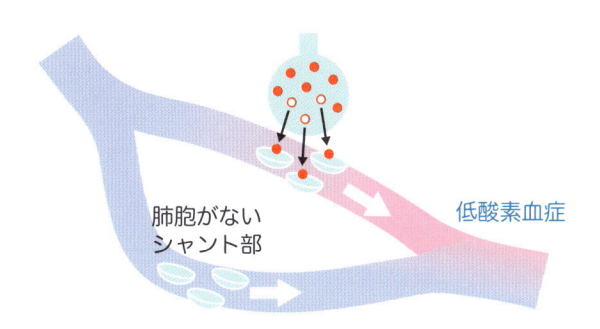

肺胞がない
シャント部

低酸素血症

- 肺内シャントの代表は**肺動静脈瘻**です。これは肺内で動脈と静脈が直結するような一種の血管奇形で、その部分ではガス交換が行われないので低酸素血症となります。

広義のシャント

- 上述のように、本来の意味での（狭義の）シャントは、肺動静脈瘻や先天性心疾患をさしています。
- ところが、ややこしいことに広義のシャントとして、病的状態によって有効なガス交換をしない肺胞が存在する場合、その部分の毛細血管もシャントと呼んだりしているのです。**無気肺**や**肺水腫**、それに肺炎など、肺胞内に空気が入らない病態がそれに含まれます。
- 狭義のシャントは構造に起因するものですから**解剖学的シャント**、広義のシャントは**生理学的シャント**と名付けられています。

生理学的シャントは換気血流不均衡の説明と同じやんけ、と思われるかもしれませんが、肺胞が減るメカニズムとしてはその通り、同じことです。

血流障害によって起こる低酸素血症

- 肺胞の病気によって換気が失われ、低酸素になる換気血流不均衡について説明しました。でもそれだけではありません。血流側の障害によって低酸素になる機序もあるのです。

- 血流の障害とはどういう場合か。例えば**肺血栓塞栓症**のようなケースです。肺胞の換気はちゃんとあるのに、塞栓が血流を途絶させてしまい、そのエリアにおける酸素の受け渡しがなされずに低酸素血症になるものです。

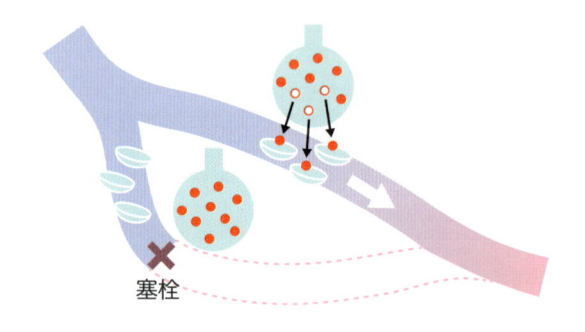

この機序で低酸素をきたす疾患は肺血栓塞栓症ぐらいのものですが…。

拡散障害 ❶
換気も血流も正常なのに低酸素になる病態

- 換気も血流も障害されていないのに低酸素になる状況が2つあります。1つは拡散障害、もう1つは肺胞低換気です。まずは**拡散障害**について。

拡散という現象

- 換気が行われると、肺胞腔に酸素が入ってきます。その酸素は、肺胞を取り巻く毛細血管の血液中に移動します。この移動を**拡散**といいます。

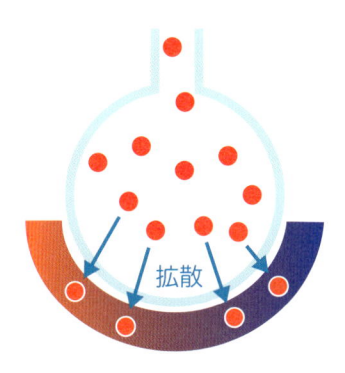

- このとき、酸素が血中に入るには、肺胞と毛細血管の間に存在する障壁を越えていかねばなりません。その壁の厚みは0.2〜0.3μmときわめて薄く、その薄さが酸素の拡散を可能にしているのでした（47ページ）。

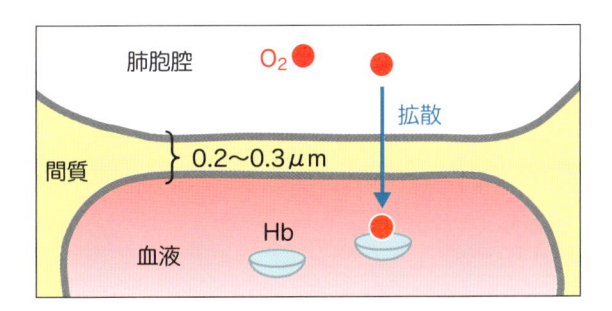

- 血液に入った酸素の一部は血液自体（溶媒）に溶け込みますが、多くはヘモグロビン（Hb）にくっついて運搬されます。こうやって、肺胞内に入った酸素が血中を運搬されるに至るまでの能率を**拡散能**といいます。

赤血球が通過する間に酸素を受け渡す

- 安静時、赤血球は、毛細血管の肺胞に接触する部分を 0.75 秒程度で通過します。そのうちの 0.25 秒で酸素の受け渡しは完了（**飽和**）します。結構余裕があるな、という印象ですが…。

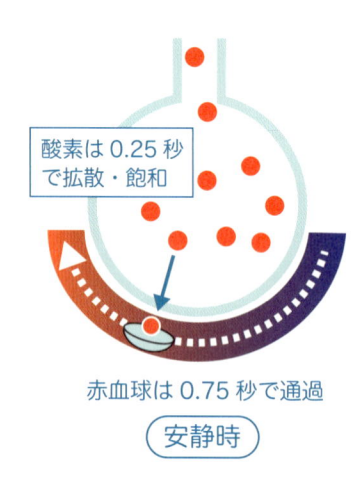

酸素は 0.25 秒で拡散・飽和

赤血球は 0.75 秒で通過

安静時

- 激しい運動をすると、心拍数が上がり、血流が速くなるので、**赤血球の通過時間が短くなります**。運動の激しさにもよりますが、0.25 秒くらいまで短くなるといいます。

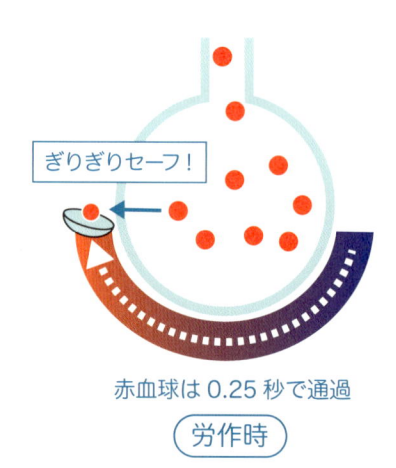

ぎりぎりセーフ！

赤血球は 0.25 秒で通過

労作時

- 酸素の受け渡しに必要なジャスト 0.25 秒！　人体の神秘ですね。激しい運動にも耐えられるようにできているのです。でも、これは健常時のお話です。

肺胞壁が分厚くなると…

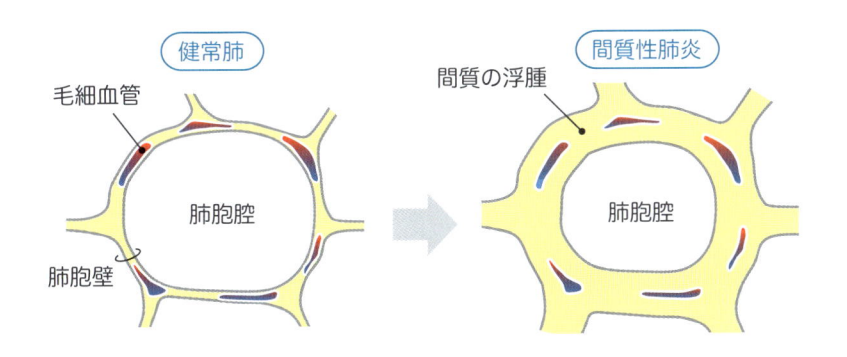

- 例えば**間質性肺炎**のように間質に炎症が生じ、浮腫をきたす病態では、正常に比べて肺胞壁が分厚くなります（第9章参照）。

健常肺　　　　　　　間質性肺炎
毛細血管　　　　　　間質の浮腫
肺胞腔　　　　　　　肺胞腔
肺胞壁

- 肺胞壁が分厚くなって、肺胞腔と毛細血管の間の距離が開いているのがわかりますか？　この間には組織が存在するわけですから、酸素が通り抜ける効率はいかにも悪くなりそうですね。
- つまり、酸素の移動効率が悪くなる＝拡散が障害される、ということで「**拡散障害**」と言うのです。

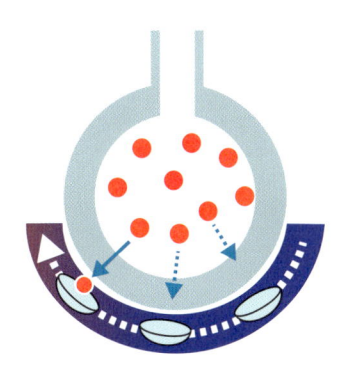

酸素が肺胞壁をなかなか通れない

- 拡散障害では、赤血球が毛細血管を通過する0.75秒の間に肺胞から血中に到達できる酸素の数が減ります。その結果、換気と血流に異常がなくても低酸素血症が起こります。
- 間質性肺炎以外に、**肺水腫**のときにも肺胞壁に水が溜まって浮腫となり、同じような現象が起こります。この2つが拡散障害の代表です。

拡散障害 ❷
テーマパークのトロッコ理論

- 健常肺では 0.25 秒で酸素の受け渡しが完了（飽和）していたのですが、拡散障害では余計に時間がかかるようになります。仮に 0.75 秒ぎりぎりで飽和しているとすると、安静時には何とか酸素化が保たれていても、**ちょっとの労作で血流が速くなると**、すぐに著しい**低酸素血症**となってしまいます。

- わかりやすくするために、テーマパークのアトラクションでトロッコに乗る場面に例えてみましょう。トロッコがヘモグロビン、乗客が酸素です。まずは健常肺の場合。

- 安静時、トロッコはゆっくり動いています。「ハイ、乗って下さ〜い」と係の人に声を掛けられ、およそ 0.25 秒で乗り込みます。トロッコの動きはゆっくりで、ホームの端から端まで動くのに 0.75 秒かかりますから、かなり余裕を持って乗り込むことができます。

- これが労作時になりますと、トロッコのスピードが速くなります。スピードが上がると乗り込むのも大変です。それでも何とかトロッコがホームにいる間に乗り込むことができる、というのが健常肺の場合です。

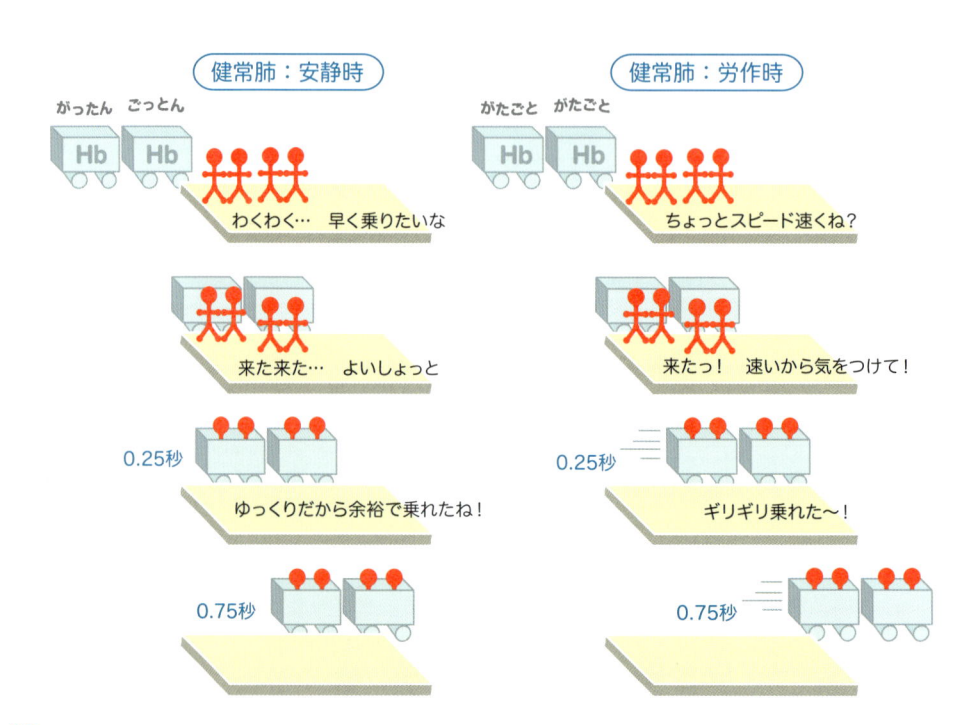

- 次に拡散障害の場合。拡散障害では、トロッコに乗り込むのが一苦労です。何せホームとトロッコの間が空いているのですから…。安静時でもギリギリという感じで、労作時には、もはや乗り込めなくなるわけです。そのためトロッコはガラガラ＝低酸素血症、となってしまいます。

- 拡散障害では、安静時には何とか酸素化が正常範囲を保っている症例でも、労作した途端にストンと酸素化が悪くなる、ということが経験されます。**拡散障害＝労作時に著しい低酸素**、と覚えましょう。

- これに対し換気血流不均衡では、正常な肺胞と病的な肺胞があって、病的な肺胞では換気＝酸素受け渡しが行われない、正常な肺胞では普段通りやっている、その総和としての酸素化であるわけです。
- この場合、労作したときに血流が増えると、その影響は…

  - 病的な肺胞ではもともと酸素の受け渡しが行われていないので、影響なし
  - 正常な肺胞では何とかギリギリ、これまで通りの受け渡しが行われる

ということで、拡散障害ほどの影響は被らないことがご理解頂けるかと思います。（実際は影響を受けるところもあるのですが、拡散障害ほどではありません）

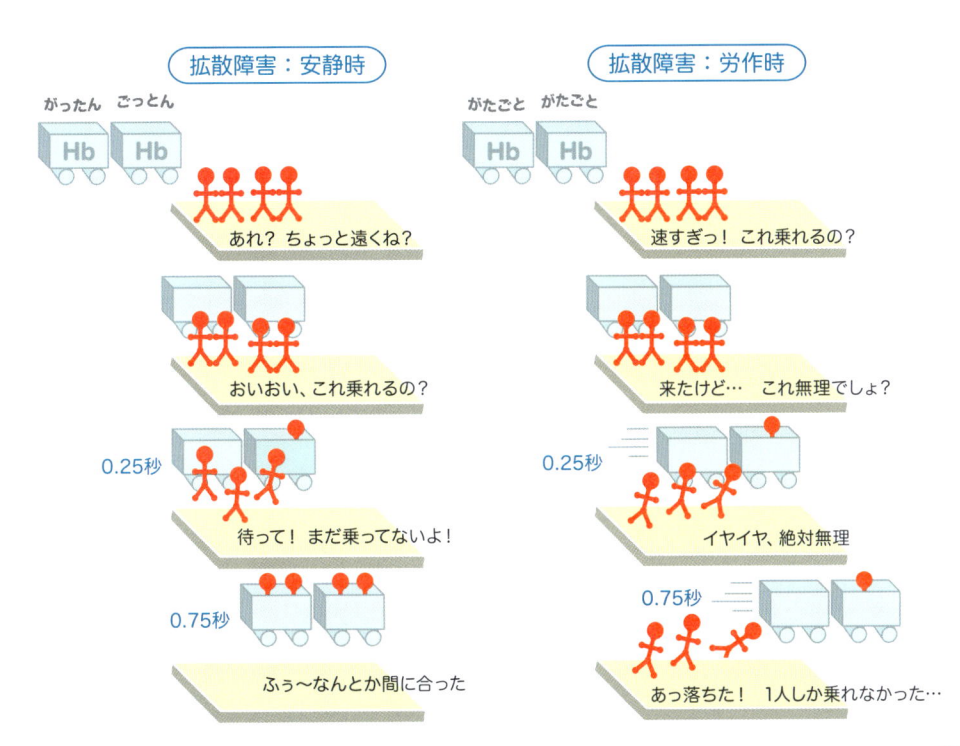

拡散障害：安静時

がったん　ごっとん

あれ？ ちょっと遠くね？

おいおい、これ乗れるの？

0.25秒　待って！ まだ乗ってないよ！

0.75秒　ふぅ～なんとか間に合った

拡散障害：労作時

がたごと　がたごと

速すぎっ！ これ乗れるの？

来たけど… これ無理でしょ？

0.25秒　イヤイヤ、絶対無理

0.75秒　あっ落ちた！ 1人しか乗れなかった…

拡散障害 ❸
拡散能の測定

- 拡散障害の評価をするために、**拡散能**を測定します。当然、私たちが知りたいのは酸素の拡散能なのですが、酸素はもともと体内に存在し、静脈血の中にも存在します。しかも、酸素は血液そのもの（溶媒）にも溶け込みます。
- そのため、例えば毛細血管を流れてくる静脈血の酸素濃度が高いと拡散しにくくなりますし、血管内の血液が増えるとその分酸素は多く溶け込みます。つまり、本来の拡散能以外にも酸素の拡散を左右する要素があるのです。
- それでは困る、ということで、酸素と同様の拡散能力を持ちながら生体には存在せず、かつ Hb に強力にくっついて血液そのもの（溶媒）には溶けない**一酸化炭素（CO）**を用いて拡散能を測定します。

- 拡散能のことを diffusing capacity（D）といいます。肺の拡散能は、diffusing capacity of the lung で、D_L と表記します。
- 通常は CO の拡散能（**D_{LCO}**）を測定し、O_2 拡散能の代わりとします。D_{LCO} が低下する病態を拡散障害と言います。

D_{LCO} 測定法

- D_{LCO} の測定法はいくつかありますが、ここでは **1 回呼吸法**を説明します。
- まず最大呼気位まで空気をはき出します。そのとき肺内には、ほぼ N_2 と O_2 のみが含まれています。その後、もともと体内にない CO、He を含む混合ガスを最大吸気位まで吸い込みます。10 秒間息を止めた後、呼出します。

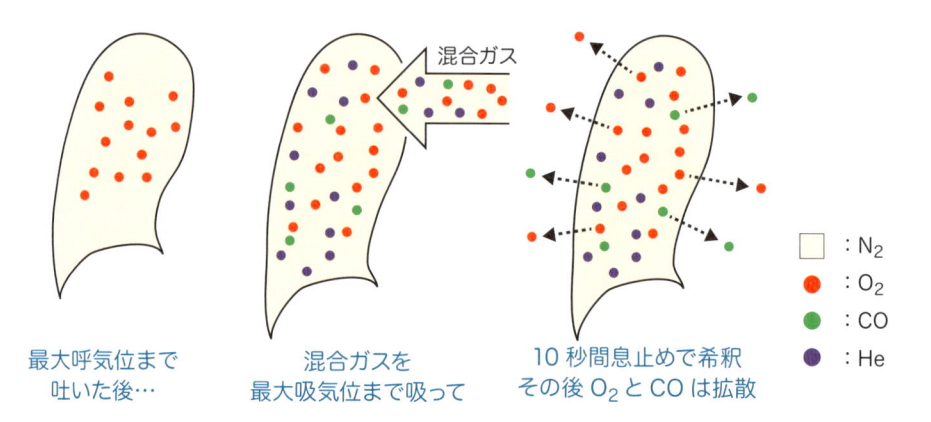

混合ガス

□ : N_2
● : O_2
● : CO
● : He

最大呼気位まで吐いた後…　　混合ガスを最大吸気位まで吸って　　10 秒間息止めで希釈 その後 O_2 と CO は拡散

- 混合ガスの割合は次のようになっています。
  - O_2 ＝ 21%　　拡散する
  - CO ＝ 0.3%　　拡散して Hb にくっつき、かつ希釈される
  - He ＝ 5%　　　拡散せず、ただ希釈される
- 最大呼気位でも残気量分は肺内に残っていますので、混合ガスはその空気と混ざり、一定の割合で希釈されます。ですから、呼気の He 濃度を測定することで希釈率が計算されます。
- CO は希釈されるとともに拡散もしますので、CO の減少分（＝希釈分＋拡散分）と He の希釈分から、純粋に CO の拡散分が求められます。

D_{LCO} の意味

- ここで注意して頂きたいのは、実際に測定した D_{LCO} は必ずしも「肺胞–毛細血管障壁の厚み」だけを反映しているわけではない、ということです。
- あくまでも「入った CO と出てきた CO の差」を見ているわけですから、間質性肺炎や肺水腫のように「肺胞壁が分厚くなる」疾患だけではなくて、貧血のように Hb が少ない状態や血流障害、換気血流不均衡があっても D_{LCO} は悪化することになります。

- よくご質問を受けるのは COPD ですね。COPD では肺胞壁が分厚くなるどころか破壊されてしまうのに、なぜ拡散障害が起こるのか？ というご質問です。これは、肺胞が破壊されることで肺胞の表面積が減少し、また周囲の毛細血管も減少してしまうことで、CO（O_2）が拡散する量が減ってしまう、と理解しましょう（161 ページ）。

- 実際は A-aDO_2 が開大するような疾患では D_{LCO} が低下する傾向にありますから、どちらも異常値を示す場合の意義はあまり大きくないかもしれません。COPD の場合、D_{LCO} の低下は A-aDO_2 の開大を伴います。
- しかしながら、例えば安静時には A-aDO_2 の開大がなく低酸素血症は見られないけれども、労作時には低酸素になるような症例で、D_{LCO} の低下が見られれば、肺胞壁が厚くなる機序による拡散障害を想定してもいいのではないか、と考えられます。

肺胞低換気

- **肺胞低換気**を一言で説明すると、「肺胞にも血管系にも異常がないので、肺胞における酸素の受け渡しには問題はないが、換気量が少ないために新鮮な空気が補充されず、肺胞内の酸素が枯渇してくる」そういう病態です。

肺胞低換気で低酸素血症になる理屈

- $A\text{-}aDO_2$ を計算するときに使った図を思い出してみましょう（32 ページ）。あの図は、大気を吸い込んで、肺胞と血液が飽和したときの状況でした。覚えておられるでしょうか。
- 大気圧 760 Torr から 37℃の水蒸気圧 47 Torr を天引きすると、713 Torr。O_2 の割合は大気の 21％ですから、

$$P_IO_2 = 713 \times 0.21 = 150 \text{ Torr}$$

それからガス交換を経て飽和した P_AO_2 は、

$$P_AO_2 ≒ 150 - (PaCO_2 \div 0.8) \text{ Torr}$$

$PaCO_2$ は通常 40 Torr 程度ですから、P_AO_2 は 100 Torr 程度、と計算できます。

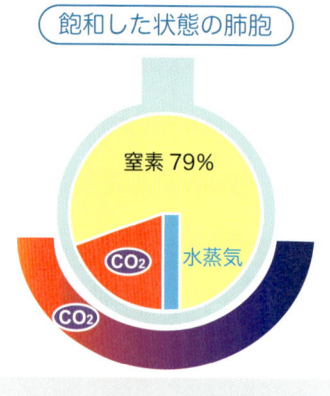

飽和した状態の肺胞
- $P_ACO_2 ≒ PaCO_2$（通常 40 Torr）
- $P_AO_2 ≒ 150 - (PaCO_2 \div 0.8)$ Torr ≒ 100 Torr

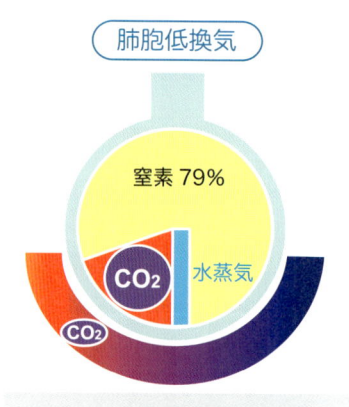

肺胞低換気
- $PaCO_2$ が倍の 80 Torr になると、
- $P_AO_2 ≒ 150 - (80 \div 0.8)$ Torr ≒ 50 Torr

- ただし、この計算の大前提は「普通に換気をしていること」だったのであります。つまり呼吸数 12 回とかで、数秒ごとに新鮮な空気が供給される、それが前提。新鮮な空気が供給されなければ、酸素は減少してしまいます。
- つまり、ガス交換の結果、肺胞内の O_2 は着々と消費され、替わりに CO_2 が肺胞内に増えてきます。**$PaCO_2$ は換気量に依存**しますから（75 ページ）、例えば換気量が半分になると $PaCO_2$ は 40 ➡ 80 Torr に倍増します。
- そうすると P_AO_2 はその分減ることになります。上の式に $PaCO_2 = 80$ を代入して計算すると…

$$P_AO_2 ≒ 150 －（80 ÷ 0.8）Torr ≒ 50\ Torr$$

となります。

低 O_2 より高 CO_2 の方がヤバイわけ

- ここでの注意点は、肺胞低換気はもちろん低酸素血症の原因ではあるのですが、低換気になっているときは、低酸素よりも**むしろ高二酸化炭素血症の方が問題になることが多い**、ということです。

- なぜか。実は肺胞低換気を起こす病態は、換気が悪い＝空気の出入りが悪い、すなわち胸郭の動きが低下するものです。ということは、

   ① **呼吸中枢からの換気刺激がなくなる状態**
   ② **呼吸筋が動かなくなる状態**

  のいずれかで、原因は肺外にあることが多い、というか、肺自体は正常である場合が多いのです。

① 呼吸中枢からの換気刺激がなくなる状態	② 呼吸筋が動かなくなる状態
● 鎮静剤やモルヒネなどの薬剤による中枢の抑制 ● 延髄の障害 ● CO_2 ナルコーシス など	● 呼吸筋支配神経の障害 ● 神経筋接合部の障害 ● 呼吸筋そのものの障害 ● 上気道の閉塞 ● 胸郭異常

- いずれも肺の疾患ではありませんね。換気が低下する病態で有名なのは COPD で起こる CO_2 ナルコーシスですが、この場合は割と重症の COPD で

あることが多いので、換気血流不均衡や拡散障害などによって A-aDO$_2$ の開大〜低酸素血症が起こるはずです。肺の疾患で起こる低換気はそれぐらいで、他の疾患では肺は正常です。

A-aDO$_2$ の開大が起こらないケース

- 肺が正常で、A-aDO$_2$ の開大が起こらないケースを考えてみましょう。
- 上で述べたように、換気量が半分になると、PaCO$_2$ は 40 ➡ 80 Torr に倍増します。このとき P$_A$O$_2$ は（前ページで計算したように）、

    P$_A$O$_2$ ≒ 150 −（PaCO$_2$ ÷ 0.8）Torr
    　　　≒ 150 −（80 ÷ 0.8）Torr
    　　　≒ 50 Torr

- ここで、A-aDO$_2$ は開大しておらず、5 Torr 程度と仮定します。P$_A$O$_2$ が 50 Torr だったら、PaO$_2$ は 45 Torr ですね。SpO$_2$ で 80％弱。まだなんとか大丈夫、というレベルです。

- それに対して PaCO$_2$ が 80 Torr まで増えると、pH はおよそ 7.2。**こっちの方がだいぶヤバそう**なレベルになってくるのですね。

- というわけで、肺胞低換気が起こっていても肺が正常であるケースでは、低酸素よりもむしろ高二酸化炭素血症が問題になる、と覚えておきましょう。

低酸素血症のまとめ

- 低酸素血症についてまとめます。

❶ すぐに A-aDO$_2$ を計算

- 低酸素血症を見たらすぐに A-aDO$_2$ を計算し、開大しているかどうかを確認します。開大していなければ、低換気を考え、呼吸数や呼吸の深さなどを診察で確認しましょう。呼吸数が低下していれば、その理由を考えます。

❷ 低換気では PaCO$_2$ の上昇を伴う

- 他の低酸素となる病態とは異なり、肺胞低換気では PaCO$_2$ の上昇を伴うので、それでも判断可能です。また、COPD でもない限り、肺には病変がないことが多いです。

❸ 画像検査

- 肺胞低換気以外の病態では、多くの場合、画像検査で肺胞の病変が見つかるものです。CT などで鑑別疾患を挙げていきましょう。

❹ 肺胞に病変が見つからなければ血管の病変を疑う

- 一見、画像で（肺胞に）病変が見られない、という場合には、血管系の病変（シャントや塞栓など）も想定する必要がありますね。

呼吸器内科は「大人の小児科」

　呼吸器疾患の興味深いところは、同じような症候でも病態の異なる疾患があること。その「診断の奥深さ」が魅力であることは間違いありません。そして身体診察と画像が密接に結びついていて、「自分、ちゃんとできている」ことが確認できる、これもやりがいのあるところです。

　ジャンル的にも、感染症、アレルギー、悪性腫瘍、免疫・膠原病・血管炎に、循環障害、変性疾患といった、内科的疾患のほとんどのジャンルが肺では発生します。したがって取り扱う薬剤も、抗菌薬、抗アレルギー薬、ステロイド、免疫抑制薬、血管拡張薬に抗癌剤、鎮痛薬と、ありとあらゆる薬剤を使います。

　さらに吸入物質による疾患や換気障害など、呼吸器ならではの疾患も多くて、知的好奇心が刺激されます。生活上「何を吸っていたか」を聴取することは、患者さんの生活を深く知ること。ナチュラルに生活歴に深く踏み込むことができます。

　胸部画像が読めるようになると「できるドクター」感が高まりますし、グラム染色や病理組織が読めるようになると、さらに「できる」感が増しますよね。いや、別にできなくても問題ないので、苦手な方も安心していただきたいのですが、この「できる」感、ある程度のキャリアを経てくると、やりがいにつながるんです。

　感冒、喘息、COPD、肺炎を代表とするプライマリケアから、慢性呼吸器疾患、膠原病を背景に持つ感染症、免疫疾患の長期管理、さらには山ほど患者さんがおられる肺癌の緩和ケアまで……。つまり急性期から慢性期、そして終末期まで、人生のいろいろな場面を診ることになります。

　以前から書いていますが、呼吸器内科は「大人の小児科」。臓器としては肺を診ますが、各系統の薬を使って全身、人生に深く関わるところがやりがいではないか、と思っているのです。

呼吸の調節機構

- 低酸素血症になると、ハァハァ肩で息をする。息が荒くなる。頻呼吸になる。それは皆さんご存じでしょう。では、なぜそうなるか？ それは、呼吸の調節機構によって換気応答が起こるからです。

$PaCO_2$・PaO_2 を感知するセンサー

- 呼吸運動を司る指令を出しているのは延髄で、そこから基本的な呼吸リズムを刻む信号が出ています。
- そして、何らかの原因で呼吸がヤバい、となったときには、それをセンサーが感知して呼吸運動を刺激する信号が出ます。センサーの代表は化学受容器です。これは血液の pH、$PaCO_2$、それに PaO_2 のレベルを感知して、換気量を調節しています。
- 中枢化学受容器は延髄に存在し、pH が低下、$PaCO_2$ が上昇すると換気量を増やして（換気応答）、CO_2 を飛ばそうとします。
- 末梢化学受容器としては頸動脈小体（内頸動脈と外頸動脈の分岐部に存在）や大動脈小体（大動脈弓の上および下に存在）があり、PaO_2 の低下を感知して換気量を増やします。低下といっても通常の範囲では反応せず、$PaO_2 < 60 \sim 70$ Torr になって初めて換気応答が起こります。また、pH や $PaCO_2$ にも反応するとされています。
- 高炭酸ガス血症は、基本的に換気量を増大させますが、$PaCO_2 > 80$ Torr などあまりに高くなると中枢に対して麻酔効果が生じ、呼吸が抑制されます（CO_2 ナルコーシス）。
- 化学受容器以外にも肺には伸展受容器というものが存在します。これは肺が拡張することを感知して、迷走神経を介して呼吸を抑制します。要するに、息を吸いすぎて肺が伸びすぎるのを防いでいる、ということです。
- これらの受容器からの刺激による呼吸調節は不随意的なものですが、大脳～視床下部～橋も随意的な呼吸調節をしています。情動や興奮によって過換気になったり、発熱や運動時に頻呼吸になったりするのは、この随意的な調節によるものです。

Ⅰ型呼吸不全

呼吸不全の定義

- これまで見てきたように、いわゆる「肺の病気」の多くにおいては、肺胞ないし血管が障害を受けるため、換気と血流がマッチしない（換気血流不均衡）状態になり、低酸素血症になります。
- また、肺胞低換気状態でも、酸素がなかなか外から供給されなくなるため、酸素不足となり低酸素血症をきたします。
- 原因はどうあれ、低酸素状態が続くと中枢神経（脳）と心筋がまずやられます。どちらも生命維持の根幹であり、大変困るわけです。
- この大変困った状態を**呼吸不全**といいます。やるべき呼吸を全うできていない、ということですね。PaO_2 が 60 Torr 以下になると生命の危険が生じうることから、**$PaO_2 <$ 60 Torr** を呼吸不全と定義しています。
- 通常の肺障害では初期には低酸素血症のみが起こることから、**Ⅰ型呼吸不全**ともいいます。

Ⅰ型呼吸不全を解決するには？

- 呼吸不全になると生命の危険が生じるので、呼吸中枢が指令を出して呼吸数を増やし、換気量を増やします。低換気状態であれば、換気量が増えれば元に戻りますから、これで解決です。
- 問題は換気血流不均衡の場合です。少し考えて頂きたいのですが、下図のような状態で換気量だけが増えるわけです。それで問題は解決するでしょうか。

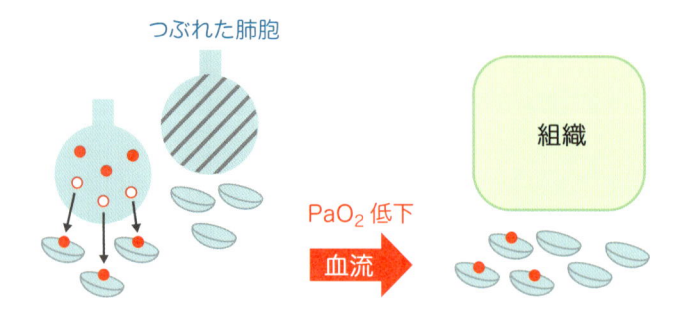

つぶれた肺胞

組織

PaO_2 低下
血流

- 確かに、多少は役に立つでしょう。酸素が受け渡しされると肺胞内の酸素濃度はじわじわ低下しますから、新鮮な空気を多く取り入れることでそれを補うことができます。でも、酸素濃度は最高でも21％までなのですね。つぶれた肺胞の分を補うまでは至らない。
- 2個ある肺胞のうち1個がつぶれている場合、それを補おうとすると、酸素量は2倍必要になります。じゃあ、どうするか…。
- 吸気中の酸素濃度（F_IO_2）自体を上げて、おおもとの供給量を増やせばいい。すなわち**酸素投与**をしてF_IO_2を上げるのです。

酸素投与によりF_IO_2を上げると…

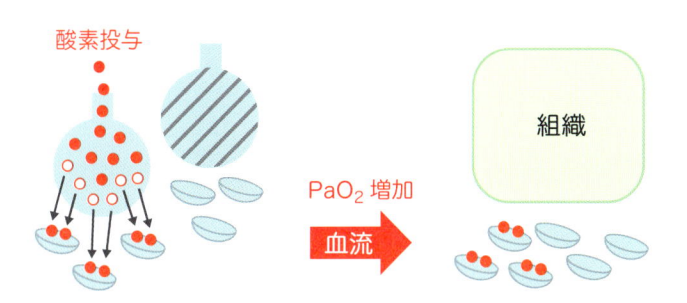

- もちろん、生身の人間にはF_IO_2を上げるなんて芸当はできませんよ。逆に言うと、Ⅰ型呼吸不全が生じてしまったら酸素投与をしない限り良くならない、ということになります。

酸素投与の理屈・具体例は拙著『やさしイイ呼吸器教室』に上手く（笑）書いてありますので、そちらをご覧ください。

呼吸不全のとき CO_2 はどうなるか

- 呼吸不全では、酸素が足りなくなる。ということは、二酸化炭素が過剰になるんだな！ と思いついた方もおられるでしょうが、コトはそう単純ではありません。なぜか。
- まず、二酸化炭素は拡散速度が酸素より圧倒的に（約 20 倍）速いので、拡散の効率が高い（46 ページ）。
- しかも、体内（静脈血）と体外（肺胞気）の濃度差が半端ない。具体的には、肺胞気≒大気中に存在する二酸化炭素の割合は 0.04％しかありませんが、静脈血と飽和した状態では 4％と、100 倍近い濃度差があるのです。

- そういうわけで、新鮮な大気（CO_2 濃度 0.04％）を吸い込むと…

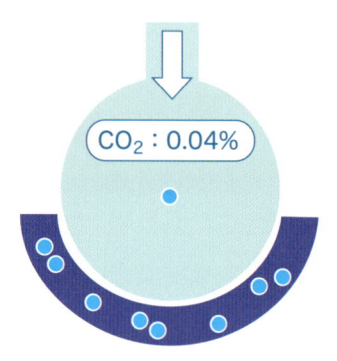

- 一瞬で静脈血に含まれる CO_2 が拡散、飽和し、濃い CO_2 濃度のガスが呼出される、というわけです。

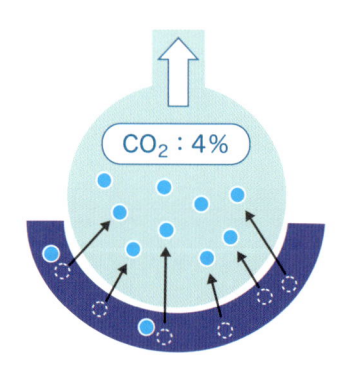

CO_2 の拡散量は換気量に比例する

- ここでポイントは、酸素の場合と異なり、換気量を増やすとその分どんどん CO_2 が出て行く、という点です。酸素は大気中の濃度が21％以上にならないというリミットがありますが、外界の CO_2 はほぼ0ですから、空気を入れ換えてやれば（＝換気をすれば）それだけ多くの CO_2 が出て行きます。

- そういうわけで、CO_2 の出ていく量は換気量に比例します。ということは、多少肺胞が破壊されていても、換気量さえ増えれば、残っている肺胞から CO_2 は出ていくことができるのです。残っている肺胞が、やられた肺胞の分も換気すればいいわけです。

- 疾患によって肺胞に障害が起こると、低酸素・高二酸化炭素の状態になります。でも、血中二酸化炭素濃度が上昇してくると、延髄に存在する中枢化学受容器がそれを感知して、換気量を増やし（換気応答）、CO_2 を飛ばすように頑張るのです。
- 結果、肺胞の障害時には、まず低酸素血症をきたしますが、**二酸化炭素は正常範囲、あるいは過換気を反映して低値となる**のが普通です。これがⅠ型呼吸不全の理屈です。

Ⅱ型呼吸不全

- というわけで、通常の肺障害ではまず低酸素のみが起こる**Ⅰ型呼吸不全**となります。例えば肺炎のように短期間で治癒可能な疾患では、その期間だけ換気を頑張ってしのげば、元通りに戻ります。呼吸器の疾患で遭遇するのは、Ⅰ型呼吸不全がメインで、その治療は酸素投与。ここまではよろしいですね。

- 肺炎のように、換気を頑張る期間がそれほど長くなければ、換気量（＝1回換気量×呼吸数）を増やして対処します。しかし、COPDのように、これが数十年ずっと続くとなると、そのうちにどこかが破綻してきます。身体が低酸素に慣れてくる、換気が疲れてくる、そういうイメージでいいと思います。

- そうなると頑張っていた換気がやがて頑張れなくなって低換気になり、低酸素に加え、二酸化炭素が過剰になります。この状態が**Ⅱ型呼吸不全**です。COPDを例に、もう少し詳しく説明しましょう。

COPDでⅡ型呼吸不全になる理屈

- COPDという疾患の本質は、肺胞が減る、気道が閉塞して呼気に抵抗が生じる、というところにあります。肺胞が減ってくると低酸素になる。でもその変化は徐々に起こり、初期のうちは呼吸数＝換気量を増やすことで対処できる、その程度の変化であります。それが進行して換気量では補えないほどになると、在宅酸素療法が必要になったりするわけです。

- 二酸化炭素については、初期には換気を増やすことで正常範囲に保たれます。しかし、重症のCOPDで「肺胞が減った」状態が何十年も続くと、やがて身体が低酸素に慣れてきてしまいます。

- また、呼気に抵抗が生じてくると、呼吸のたびに少し無理をすることになります。その無理が蓄積されてだんだん無理が利かなくなり、横隔膜をはじめとする呼吸筋の疲労、中枢化学受容器反応の鈍化などによって、少しずつ換気量が減ってきます。

- 換気量が減ると$PaCO_2$がじわじわと上がってきます。$PaCO_2$が45 Torr以

上になった状態を、Ⅰ型の次に起こる、という意味合いも含めてⅡ型呼吸不全といいます。

- $PaO_2 < 60$ Torr　　Ⅰ型呼吸不全
- $PaCO_2 > 45$ Torr　　Ⅱ型呼吸不全

- Ⅰ型呼吸不全は酸素の取り込み不全、Ⅱ型呼吸不全は二酸化炭素の排出不全、という意味合いがおわかり頂けたかと思います。

CO_2 ナルコーシス

- 第1章で学んだとおり、$PaCO_2$ が上昇して pH が低下しかかると、腎臓が頑張って元に戻そうとする「代償」が起こります。そのため、pH は異常とならず、それなりに安定した状態であるわけです。
- また、中枢化学受容器の反応が鈍っている状況では、低酸素の刺激で呼吸を促す末梢化学受容器が、なんとか頑張って呼吸をさせ、バランスを保っています。
- そこへ急に、高流量の酸素を投与するとどうなるか。低酸素の刺激で頑張っていたのが、突然その刺激がなくなってしまうわけで、結果、換気（呼吸）が抑制されて高二酸化炭素血症、低酸素血症となり意識障害をきたします。この状態が有名な CO_2 ナルコーシスです。

- このため、「CO_2 貯留のある症例では高流量の酸素投与は避けるべき」というニュアンスで語られることがありますが、生命維持という点では低酸素もヤバいので、酸素は $SpO_2 > 90$％を目標にしっかり投与し、呼吸数が落ちてきたらすぐに人工換気、というアクションが勧められます。

- COPD 〜 CO_2 ナルコーシス以外に、Ⅱ型呼吸不全を引き起こす病態として、

  ① **呼吸中枢からの換気刺激がなくなる状態**
  ② **呼吸筋が動かなくなる状態**

  があります。いずれも肺胞低換気となり (67 ページ)、CO_2 が蓄積します。

酸素と二酸化炭素を決める要素

- ここで、今後、人工呼吸などについて考える上で大切な、酸素と二酸化炭素を決める要素を復習しておきましょう。

- 第3章で述べたように、肺胞における換気あるいは血流の障害が低酸素血症の主な原因です。その治療には、酸素投与でF_IO_2を上げます。すなわち、酸素（PaO_2）を決める大きな要素は…

  - 呼吸に参加している肺胞の数
  - 吸入気酸素濃度（F_IO_2）

- それに対して二酸化炭素は、酸素よりも拡散能が高いこと、大気中と体内の二酸化炭素濃度にどえらく差があることから、肺胞の数が多少減っていても、健常部が頑張って換気すれば、障害部を補うことができます。

- つまり肺胞の数よりも、どれだけ肺胞に空気が出入りしているか、換気量（＝1回換気量×呼吸回数）がモノをいいます。すなわち、二酸化炭素（$PaCO_2$）を決める大きな要素は…

  - 1回換気量
  - 呼吸回数

酸素と二酸化炭素は別々に評価する

- 人工呼吸器の設定を考える上で大切なことは、酸素を決める要素と、二酸化炭素を決めている要素を**別々に考える**、ということです。つまり、

| 呼吸に参加している肺胞の数
吸入気酸素濃度（F_IO_2） | と | 1回換気量
呼吸回数 | を |

別々に評価しセッティングする、ということです。具体的には第6章で説明しますが、まずはこのコンセプトを理解しておいてください。

呼吸不全の治療

Ⅰ型呼吸不全の治療

- 低酸素血症を治療するには、酸素を決める2つの要素、すなわち［呼吸に参加している肺胞の数］と［吸入気酸素濃度（F_IO_2）］のいずれか、または両方を改善させる必要があります。
- F_IO_2 を上げるのはある意味簡単で、**酸素投与**か、または人工呼吸器装着中であれば F_IO_2 の設定を上げればよいわけです。

- では、肺胞の数を増やすにはどうするか。1つは**原疾患の治療**。肺炎を治療して、水びたしになった肺胞が復活すれば換気が良くなる。そりゃそうです。
- もう1つは、人工呼吸器装着中であれば **PEEP** で肺胞の虚脱を防ぐ。詳しくは第7章で説明しますが、呼気の最後に肺胞がぺちゃんこになるのを防止するための方策になります。

Ⅱ型呼吸不全の治療

- 高二酸化炭素血症を治療するには、二酸化炭素を決める2つの要素、すなわち［1回換気量］と［呼吸回数］を調節します。
- そのためには、酸素投与ではなく、人工呼吸器装着によって人工的に換気を行い、換気量を増やす必要があります。
- CO_2 は炭酸ガスなので、たまると pH が低下し**アシドーシス**（血液が酸性になる）を引き起こします。目安としては **pH < 7.25** になると生命の危険が生じるので、治療として**人工呼吸**を行うべき、というのが定説です。

- 以前は、ドキサプラム（ドプラム®）のような呼吸興奮薬や、アセタゾラミド（ダイアモックス®）の呼吸賦活効果を期待して使われたりもしていました。鼻マスクのような非侵襲的人工呼吸法が普及した結果、効果が不確実なこれらの薬剤は今は使われなくなっています。
- 確実に CO_2 を減らす方法は人工呼吸のみである、と認識しておきましょう。

低酸素になると血管はどうなる？

- ところで、低酸素になると血管は収縮するか、それとも拡張するか。どちらだと思われますか？
- 答えは……どちらも正解です。体血管は拡張し、肺血管は収縮するからです。

低酸素性肺血管攣縮とは

- 体血管では低酸素になると、血管は拡張して、できるだけ多くの血流を組織に供給しようとします。

- ところが肺血管では、低酸素になると（PaO_2が低下すると）そのエリアの血管は収縮し、血流は減少します。この現象を**低酸素性肺血管攣縮**（収縮）hypoxic pulmonary vasoconstriction：**HPV**といいます。

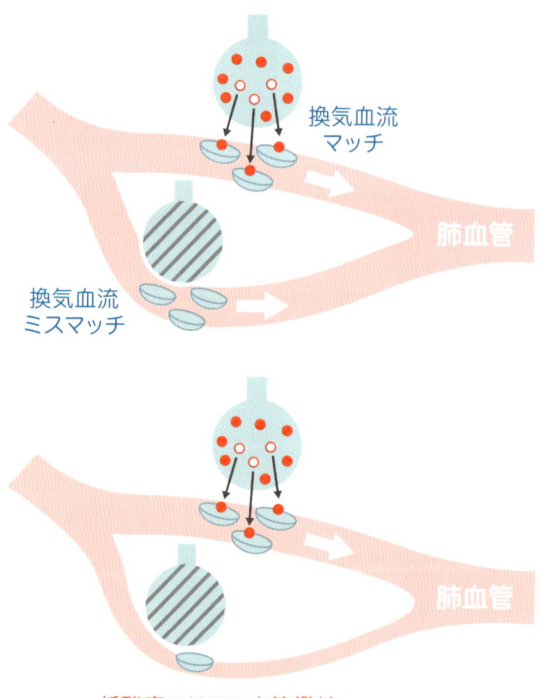

換気血流マッチ
肺血管
換気血流ミスマッチ

低酸素エリアの血管攣縮

- HPV の役割は、換気が悪くなっているところの血流を減らして、その分換気のいいところに送り込むことで、換気血流が不均衡になっているのを是正する、それで全体の効率を上げるという意味があります。
- 換気が悪いところは血流も悪くして**ミスマッチをなくす**、というこのメカニズム。上手いことなってるなぁ、と思います。

- HPV は胎児循環においても役に立っています。出生前、胎児の肺には空気が入っていないため、肺血管は収縮し、血流はほとんどありません。出生直後にオギャーと泣くことで肺胞内に空気が入ると、どっと肺血管が拡張して肺の血流が激増します。

肺胞低換気で肺高血圧が起こる理屈

- とまあ、通常はいい方向に働くはずの HPV なのですが、P_AO_2 の低下が起こる（P_ACO_2 の上昇をきたす）ような肺胞低換気の状態では、血管攣縮が肺動脈圧の上昇を引き起こし、**肺高血圧**の原因となります。

- 特にそうなりやすいのは呼吸器疾患では COPD ですね。76 ページにも書きましたが低換気になりますから。
- ポイントは、低酸素血症だけでは肺高血圧になりにくいということ。P_aO_2 が低下する疾患はたくさんあるのですが、それらすべてが肺高血圧になるわけではありません。**P_AO_2 の低下が攣縮につながる**と説明されています。

- 間質性肺炎とか肺線維症でも肺高血圧になるやんけ！と思われた方もおられるかもしれません。これらの場合、P_AO_2 は低下しませんが、どちらかというと膠原病や強皮症、混合性結合組織病、SLE など、血管そのものの病変をきたす病態が肺高血圧に関与しているのではないかと考えられます。

子供は親の言うことを聞かない、親のマネをする

　ウチの子供たちは薄着が好き、というか重ね着が嫌いで、真冬の厳寒期にも結構薄着で過ごします。

　いわゆる「風の子」で元気であればいいのですが、そうではなくてすぐに風邪を引きます。風邪を引いてもなお薄着なので、なかなか治りません。厚着をするなり、コタツで過ごしたりすれば治るのに、なぜか嫌がるのです。

　親からすれば、因果関係がハッキリしているのに、なんで言うことを聞かないのかと思うのですが、子供にしてみたら、因果関係を得心していないのですね。だから、言うことを聞かない。で、こちらも強い調子で注意をすると、その言い方をすぐにマネするのです。もう冬中その繰り返しで、疲れました…。

　翻って、私は研修中の皆さんにも、いろいろと声をかけます。もちろん良かれと思って。こういうことに気をつけたらいい、こういうことも勉強するといい。

　ところが、やっぱりここでも素直に聞いてくれる人は少ないんです。最近は大学でも家でも空振りばかりなので、あまり言わなくなっているという自覚があります。

　経験上、伝わる人には伝わるし、素直な人は伸び率が高いので、そういう人だけに言えばいいのかもしれませんが…。でも、言うのが仕事なのですから、何とかして伝えたい。どうやったらこちらの言葉が伝わるのか、研究する日々です。

酸素飽和度と PaO_2 の関係

酸素解離曲線って、頭の痛いところですね。覚えてもすぐ忘れる（私だけ？）。一体全体アレは何を表しているのか、それを理解すると、少しは覚えやすくなるかもしれません。

- **酸素解離曲線**は、グラフの縦軸が酸素飽和度（SaO_2）、横軸が動脈血酸素分圧（PaO_2）になっています。

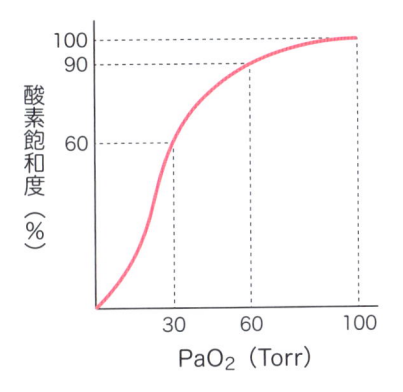

- **酸素飽和度**は第1章で学びました（23ページ）。そこに存在する**ヘモグロビン**（Hb）のうち、何%が飽和しているか、という数字でしたね。

- 酸素がHbとくっついて飽和する、そのしやすさというのは、主に2つの要素で規定されます。その2つとは…

  - その場にある酸素の量
  - Hbそのものの「くっつきやすさ」

- その場に酸素が多い方がたくさんくっつく。くっつきやすい方が飽和しやすい。まあ当たり前のことなんですが、そのメカニズムを知れば知るほど、酸素の運搬がめちゃくちゃ合理的に行われていることを実感します。

人間が万物の霊長とか言って偉そうな顔をしていられるのは、脳がものすごく発達しているからです。その脳が鬼のように要求する酸素を供給しているのは肺～内呼吸系ですよ、ってことを忘れないで頂きたい。あらゆる手段を用いて、極限まで効率よく酸素を運んでいるのです。

超合理的な酸素輸送システム

◆ 肺から組織への酸素の受け渡しは、下図のようになっています。

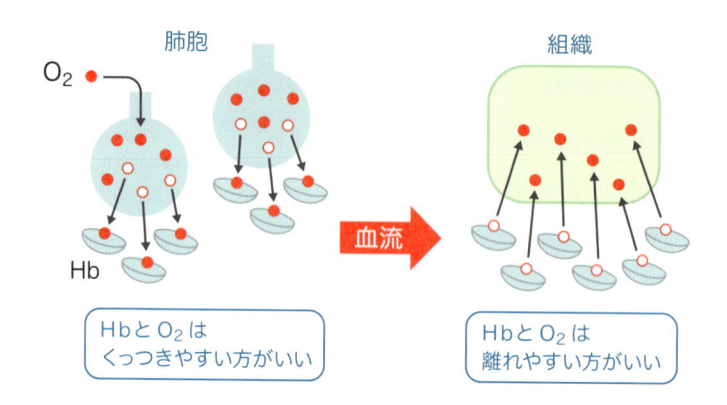

肺胞　　　　　　　　　　　組織

O_2　　Hb

HbとO₂は　　　　　　　　HbとO₂は
くっつきやすい方がいい　　離れやすい方がいい

血流

◆ 肺胞（図の左側）では、Hbが酸素を受け取るわけですから、HbとO₂はくっつきやすい方が効率的ですね。一方、運んでいった先の組織（図の右側）では、酸素を放出するわけですから、HbとO₂は離れやすい方が都合がいい。

- **酸素が多い場所では、Hbに酸素がくっつきやすくなっている**
- **酸素が少ない場所では、Hbから酸素が離れやすくなっている**

◆ これをグラフで表すと、あの曲線になるわけです。

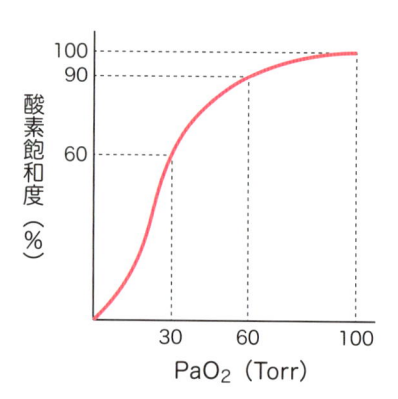

（グラフ：横軸 PaO_2 (Torr)、縦軸 酸素飽和度（%）；30で60%、60で90%、100で100%付近）

◆ このグラフのミソは、<u>直線ではない</u>ということ。ある程度高い PaO_2 になると、酸素飽和度は頭打ちになり、平らになります。

- PaO_2 が高くなるのは肺胞エリアぐらいですから、ある程度 PaO_2 が高くなったら Hb はほぼ飽和してしまう、それくらいでちょうど良いのです。また、もし病気になって肺胞エリアの PaO_2 が多少下がっても、酸素飽和度はそんなに変動しない方がありがたいですね。
- 具体的には、PaO_2 が 60 Torr を越えたら、そこでもう 90％まで飽和し、そこから上は横ばいになります。

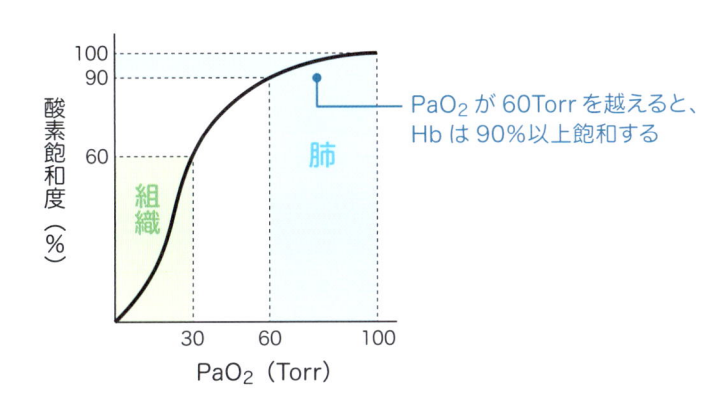

酸素飽和度（％）／PaO₂（Torr）のグラフ：組織、肺、PaO_2 が 60Torr を越えると、Hb は 90％以上飽和する

- 一方、肺胞を離れて組織に行くと、PaO_2 は急に低下します。具体的には、PaO_2 が 60 Torr より低くなると、酸素飽和度は急速に低下し、Hb はどんどん O_2 を離すようになります。

Hb の酸素結合率がカギを握っていた

- 肺胞と組織の環境を考えますと、
  - 肺胞（とそのエリアを流れる血液）には酸素が多い ➡ Hb に酸素がくっつきやすい
  - 組織（とそのエリアを流れる血液）には酸素が少ない ➡ Hb から酸素が離れやすい
- PaO_2 = 80 Torr ぐらいで、Hb は 95％が飽和します。肺胞エリアではそれ以上の PaO_2 があるため、Hb は O_2 を満載して肺胞を出発します。
- 組織に到着すると、そこは PaO_2 が 40 Torr もない、荒れ果てた地。そこでは Hb の酸素結合率が急降下し、O_2 はジャンジャン離れていき、組織に供給されます。
- 必要とする組織に効率よく酸素を供給するためのシステム、その一端を担っているのが、Hb の「PaO_2 によるくっつきやすさ ⇔ 離れやすさ」なのです。

酸素解離曲線の右方移動・左方移動

- Hb が O_2 をスムーズに運搬・受け渡しするために、さらなる工夫があります。それが、例の「酸素解離曲線の**右方移動**」とか「**左方移動**」とかいうやつです。

- 肺胞の環境では O_2 がくっつきやすく、組織の環境では O_2 が離れやすい、というのが理想ですね。
- となると、酸素解離曲線において、肺胞っぽい領域では、同じ PaO_2 でも飽和する酸素量が多くなって、組織っぽい領域では、同じ PaO_2 でも飽和する酸素量が減ってくれれば、さらに都合よいわけです。

- そこで、もう一度、酸素解離曲線を見てみましょう。

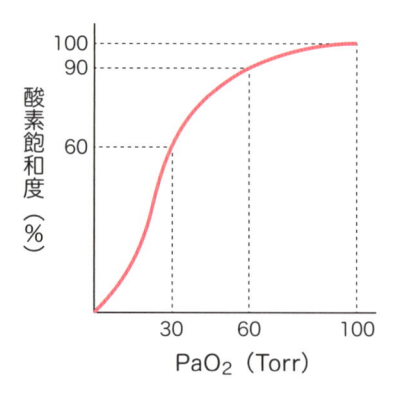

- この曲線よりもさらに飽和する O_2 が増えるためには、曲線が上に(左に)移動すればいい。逆に、飽和する O_2 が減るためには、曲線が下に(右に)移動すればいい。つまり、こんな感じで移動することになります。

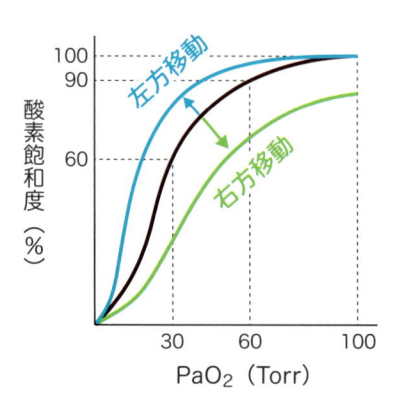

ボーア効果とは

- 肺胞では Hb と O_2 がくっつきやすい方がいい。ということで、肺胞領域では、本来の酸素解離曲線よりも曲線が上に（左に）移動すればいいですね。
- 逆に組織では、Hb と O_2 が離れた方がいい。ということで、酸素解離曲線はより下に（右に）移動するのがいいでしょう。

- こんな都合の良いことが起こるのでしょうか？ PaO_2 のほかに、Hb の酸素飽和度を変化させる要素として、CO_2 濃度、pH があります。
- 肺胞の環境を考えてみると覚えやすいですね。肺胞では CO_2 はどんどん排泄されますから、CO_2 濃度が低い。CO_2 は炭酸ガスすなわち酸性物質ですから、**CO_2 が少ない＝アルカリ傾向**となります。
- 一方、組織では代謝によって CO_2 が産生されていますから、**CO_2 が多い＝酸性傾向**となります。

CO_2 濃度によって曲線が移動する

- このように、CO_2 濃度（あるいは pH）によって酸素解離曲線が移動することを、報告者の名前にちなんで **Bohr（ボーア）効果**と呼んでいます。CO_2 が少ないアルカリ性の環境（＝肺胞）では酸素解離曲線は左方移動し、CO_2 が多い酸性の環境（＝組織）では右方移動するのです。

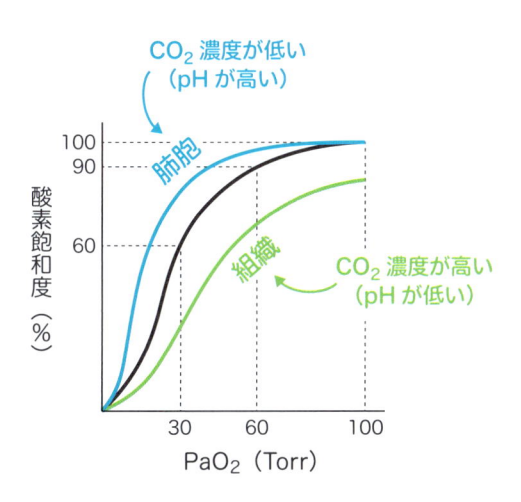

温度と 2,3-DPG も曲線を移動させる

- CO_2（pH）以外にも酸素解離曲線に影響を与える因子があります。温度、そして 2,3-DPG です。どちらも CO_2 同様、

**肺胞っぽい環境で左方移動（酸素を結合しやすく）し、
組織っぽい環境で右方移動（酸素を離しやすく）する。**

と覚えておけば問題ありません。なんと人間はうまいことできてるんでしょうね！

- 肺胞は外気に触れていますから体温は低めになり、組織は代謝活動の結果、体温が高めになります。低体温は酸素解離曲線を左方移動させ、高体温は右方移動させます。

- DPG（ジフォスフォグリセレート）は、赤血球における解糖系の最終代謝産物の 1 つです。高地や慢性の低酸素状態（慢性貧血、激しいトレーニングによるものを含む）では DPG 濃度が増加し、酸素解離曲線を右方移動させます。

酸素解離曲線のまとめ

- ここまでの話をまとめると、次のようになります。

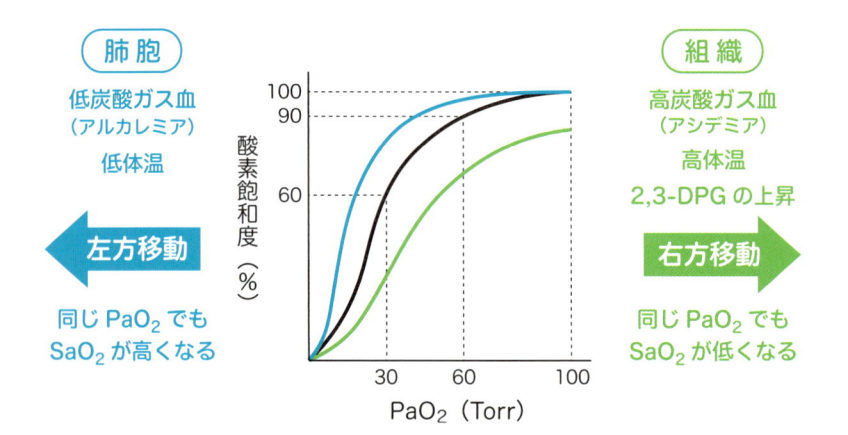

肺胞
低炭酸ガス血
（アルカレミア）
低体温

← 左方移動

同じ PaO_2 でも SaO_2 が高くなる

組織
高炭酸ガス血
（アシデミア）
高体温
2,3-DPG の上昇

右方移動 →

同じ PaO_2 でも SaO_2 が低くなる

人工呼吸管理の基本用語

呼吸の基礎を学んだところで、いよいよ人工呼吸管理の実際に入っていきます。人工呼吸管理というのは、結局は健常者が普段やっている呼吸が基本になりますから、まずはそこからおさらいしましょう。

1回換気量（TV）

- 普通に安静に呼吸をしているときには、1回の呼吸で吸気量と呼気量はほぼ同じで、その量を **1回換気量**（タイダルボリューム tidal volume：**TV**）といいます。
- 健康な人のおおよその量は、**体重1 kgあたり10 mL**、体重60 kgなら600 mLと覚えておくとよいでしょう。人工呼吸器の設定をするような状況は健常ではないわけですから、必ずしもこの通りの設定になるとは限りませんが、まずは基準値として知っておきます。

- 1回換気量はおおよそ**肺活量**（バイタルキャパシティ vital capacity：**VC**）に比例します。肺活量は身長と年齢、それに性別から計算されますから、高身長だと1回換気量も大きいわけです。
- じゃあ、太っている人はどうなるのか、体重あたりで計算すると具合が悪いんじゃないか、と思った方は正解です。肥満の人は肺活量の割に1回換気量が多く計算されてしまう、ということになりかねません。

- それはそうなのですが、実は肥満の人は二酸化炭素の産生量が多いため、そうでない人よりも換気量を多くして二酸化炭素を排出する必要がある、という面もあります。だから、ちょっと動いてもフーフーいっている（これは重い身体を動かすのに酸素要求量が多い、ということにもよりますが）。

- ここで問題になるのは、肥満症例の人工呼吸器設定において、1回換気量を実体重に合わせるべきかどうか？　ということ。これはケース・バイ・ケースとなっていて、実際は標準体重を使うことが多いように思います。
- ここでは、1回換気量＝体重 kg × 10（mL）はあくまで健常時の目安であって、人工呼吸器の設定はもっと違う要素に基づいて行うのだ、ということだけ知っておいてください。

- また、拘束性障害＝肺の伸び縮みが損なわれた状態だと、同じように換気運動をしても1回換気量が低下してしまいます。ARDSや肺線維症（間質性肺炎）、肺切除後などで拘束性障害をきたします。この場合、1回換気量は少なめに考えます。

呼吸回数・吸気時間・呼気時間

- 1分間に呼吸する回数が**呼吸回数**です。正常範囲は幅がありますし、状況によってもかなり振れ幅がありますが、標準的には **12〜15回** と覚えておくとよいでしょう。

- 吸気にかかる時間＝吸気時間は、1秒前後と覚えるのがわかりやすいです。一方、呼気は吸気よりも時間がかかります（42ページ）。呼気時間は、2秒前後≒吸気の2倍と覚えましょう。
- 呼吸のリズムは吸気と呼気、その間のポーズが入りますから、

1回あたりの呼吸時間 ＝ 吸気時間1秒 ＋ 呼気時間2秒 ＋α

で、4〜5秒あたりと考えれば、1分間あたりの呼吸回数が12〜15回であることがわかります。

分時換気量（MV）

- 1分間に換気する量を**分時換気量**（ミニットボリューム minute volume：MV）といいます。

1回換気量 × 呼吸回数 ＝ 分時換気量

- 重要なことは、分時換気量が **$PaCO_2$ と強く関わっている**（75ページ）ということです。$PaCO_2$ が高くて何とかしたければ、分時換気量を増やす必要がありますし、逆に、$PaCO_2$ が異常高値でなければ、分時換気量は少なくても問題ないことになります。
- 現在のトレンドとしては、ARDSの治療などでは PaO_2 だけが問題であり、肺を保護するためにあまり圧をかけないことが重視されていて、1回換気量や分時換気量は少なめに、という方向になっています。

人工呼吸器がやっていること

- 実際に人工呼吸器が何をやっているか、見ていきましょう。人工呼吸というぐらいですから、患者さん本人の力ではなく、器械によって呼吸を「させて」いる、ということです。

- 思い出して頂きたいのが、健常者の普通の呼吸（37ページ）。横隔膜や胸郭の筋肉を収縮させ、胸腔内を陰圧にして肺を拡げていました。人工呼吸のルーツをたどると、そのメカニズムを利用した「鉄の肺」というものもあったのですが、今ではほとんどが「空気を送り込む」方式で人工呼吸を行っています。

- 人工呼吸器のやっていることは、酸素と空気を定められた割合で混ぜ、一定の F_IO_2 の混合気を作って、それを定められた圧ないし量、定められた時間で送り込む、ということです。

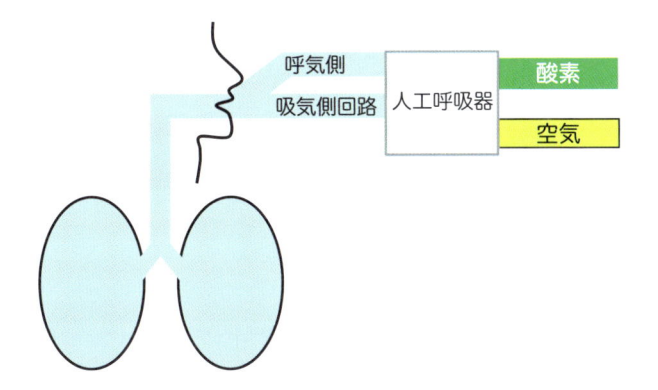

- まず器械によってしかるべき量の混合気がしかるべき時間送り込まれ、その陽圧でもって肺をふくらませ、肺に混合気を入れます（吸気）。

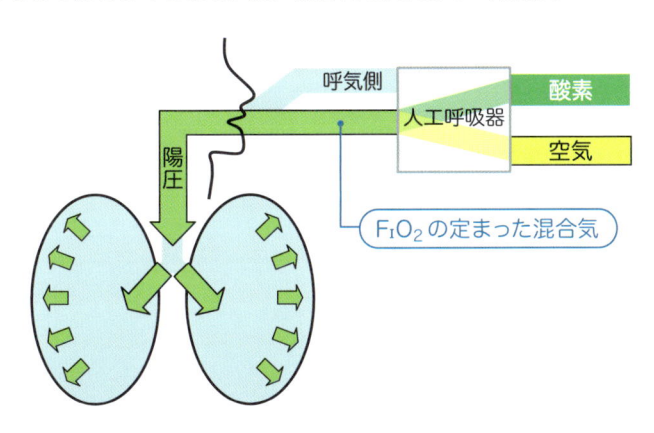

◆ 吸気が終わると、呼気側の弁が開いて回路内の圧力を下げます。

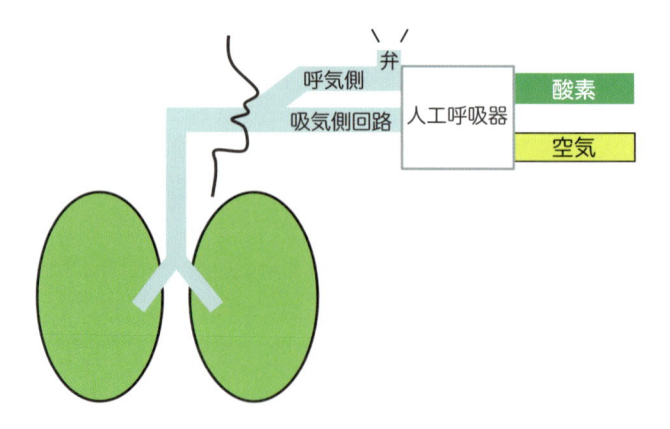

◆ すると、肺は自らの弾性収縮力で縮み…

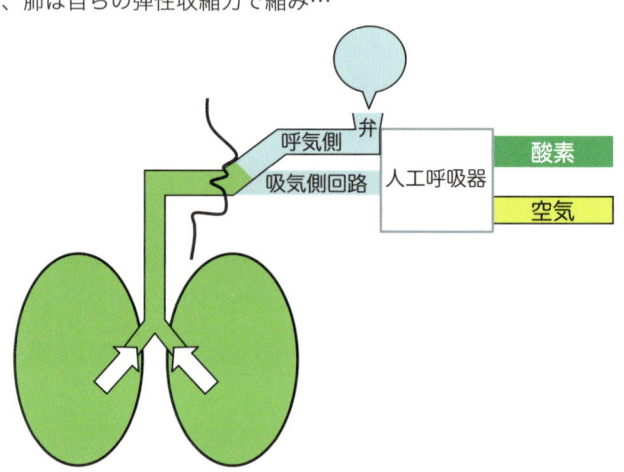

◆ 肺が縮むことで、肺内の混合ガスは出て行きます（呼気）。

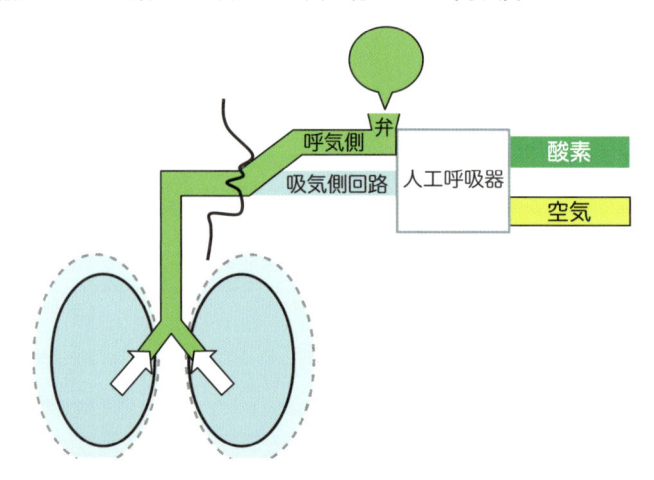

健常時と陽圧人工換気時の違い

- 健常時の呼吸運動（換気）と人工呼吸の換気とは、やっていることが異なります。一番大きな違いは、**胸腔内が陰圧か陽圧か**、ということです。

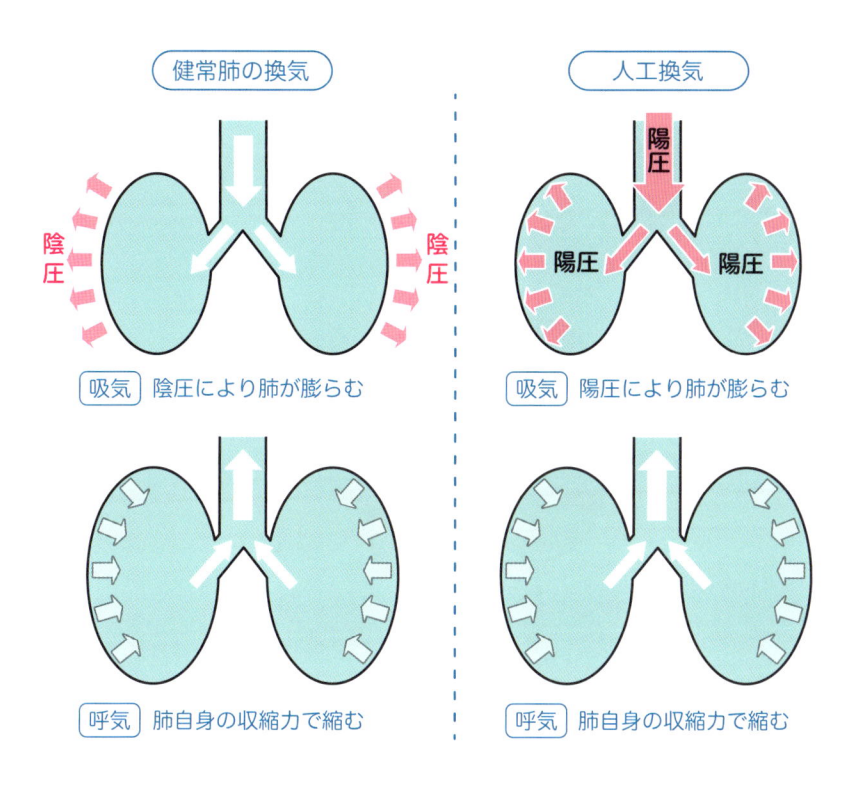

健常肺の換気

陰圧　　　陰圧

吸気　陰圧により肺が膨らむ

呼気　肺自身の収縮力で縮む

人工換気

陽圧

陽圧　　　陽圧

吸気　陽圧により肺が膨らむ

呼気　肺自身の収縮力で縮む

- 健常時の呼吸運動（換気）では、まず胸郭が拡がり、胸腔内が陰圧になって肺をふくらませるのでした。ところが人工換気では気道に陽圧を送り込みますから、胸腔内は陽圧になります。
- この差異が、人工換気ならではの合併症を引き起こします。

人工呼吸に伴って生じる合併症 ❶
陽圧換気が原因で起こる合併症

- 人工呼吸では、気道内に陽圧をかけることで、肺を膨らませています。この陽圧が、人工呼吸特有の合併症を引き起こします。

血圧低下

- 気道内が陽圧になると、その陽圧で心臓や大静脈が押されて**静脈還流**（心臓に還（かえ）ってくる血液）が減ってしまいます。

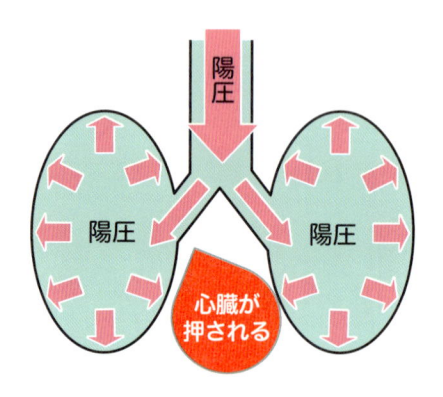

- 心臓に還ってくる血液が減るということは、心臓に溜まる血液、ひいては心臓から出ていく血液の量（＝**心拍出量**）が減る、ということになります。心拍出量の低下は血圧低下をきたします。ですから、挿管して陽圧がかかった途端、血圧がストンと下がるのです。
- 血圧低下は合併症というか、必然的に起こる現象といってもいいでしょう。

- なお、PEEP圧を上げるとさらに気道内圧が高まるので、その分、血圧も下がります。
- **PEEP**について、まだ説明していませんでしたね。詳しくは次章（*117ページ*）で説明しますが、呼気の最後に肺胞がぺちゃんこになるのを防ぐために少し陽圧をかけます。その圧のことをPEEPというのです。

圧損傷

- 気道内が陽圧になり、ある限度を超えると、組織自体を傷害してしまいます。その結果、気道や肺胞が破れることを**圧損傷**といいます。

  - **気胸**：肺（肺胞）が破れて胸腔内に空気が漏れる
  - **縦隔気腫**：気道が破れて縦隔内に空気が漏れる

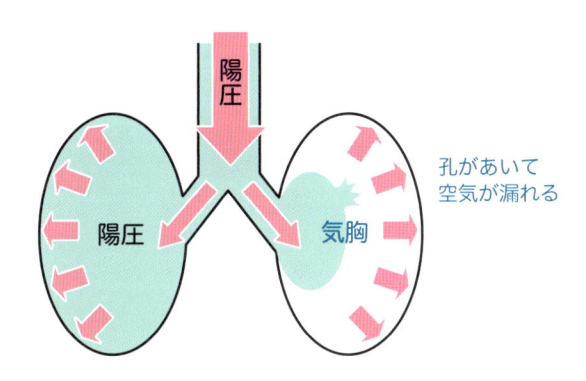

- 圧損傷の予防のためには、気道内圧、特に末梢気道や肺胞にかかる圧とされている**プラトー圧を 30 cmH$_2$O 以下に保つ**、というのが一応の基準と考えておきましょう。

人工呼吸に伴って生じる合併症 ❷
陽圧換気以外の原因による合併症

痰による閉塞

- 健常者は座ったり歩いたり、なんやかんや身体を動かしています。また、気道内に痰が増えてくると、**咳反射**を使って痰を喀出します。
- しかし、人工呼吸管理中は基本的に寝たきりです。また、鎮静によって咳反射も抑えられていることが多いです。さらに、人工呼吸管理中は水分出納もマイナスに傾きがちで、余計に痰が粘稠になります。そんな痰が気道を閉塞すると、**無気肺**が生じてしまいます。

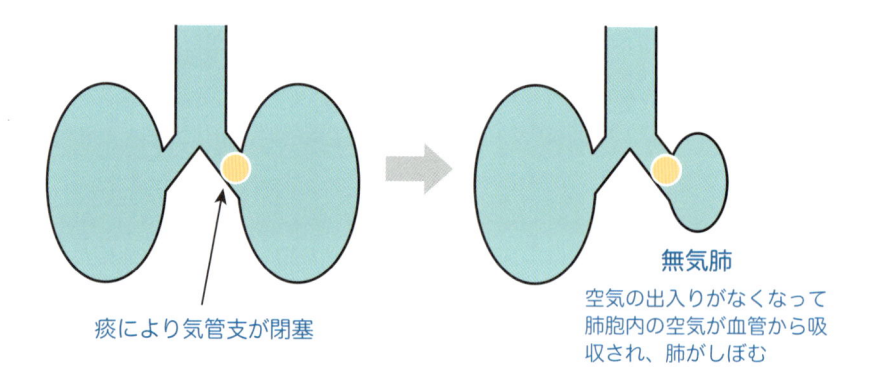

痰により気管支が閉塞

無気肺
空気の出入りがなくなって肺胞内の空気が血管から吸収され、肺がしぼむ

- 通常は**吸引**や**体位変換**で気道内の痰を除去するわけですが、図でご覧の通り、左の主気管支は右よりも角度が大きく、吸引チューブが入りにくくなっています（昨今は、そこまで深く吸引チューブを入れない方がよいという意見もありますが）。そのため、左側に無気肺が生じやすいようです。

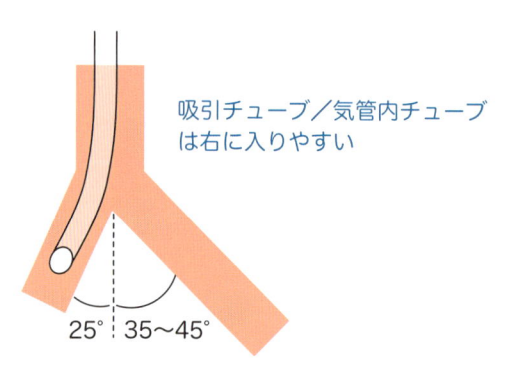

吸引チューブ／気管内チューブは右に入りやすい

25°　35〜45°

片側挿管

- 挿管時、体位交換や患者さん自身の体動などによって、気管内チューブの位置がずれることがあります。もちろん抜けては困りますが、奥に入りすぎても困ります。奥に入りすぎると、右か左の主気管支のどちらかに入り込んでしまい、**片側挿管**といわれる状態になります。
- 吸引チューブと同様、角度的に右に入りやすいとされています。

酸素中毒

- 酸素は身体にとって必要不可欠なものですが、一方で多すぎると身体に良くないのです。高い吸入酸素濃度が肺障害の原因になる、といわれていて、教科書的には F_IO_2 をなるべく 60％以下に保つべきとされています。
- ただ、$F_IO_2 > 60\%$ が 24 時間以上続くと肺障害の危険性が高まるとされているものの、昔々の研究であり、確たるエビデンスとは言い難いものがあります。
- また、実際問題、$F_IO_2 > 60\%$ を続けざるを得ない症例はしばしばありますが、必ずしも肺障害を起こしているわけではないようです。曖昧な物言いですが、多くの教科書にこう書かれている以上、この場ではここまでにしておきます。

人工呼吸管理時のアラーム対策 ❶
合併症によって起こりうる事態とは？

- 以上をふまえて、人工呼吸管理に関して本当によく質問を受ける、アラーム対策を取り上げます。まずは各々の合併症が、どのような事態を引き起こすかを確認しましょう。

血圧低下

- これは間違いありません。血圧が低下します。当たり前ですね。

圧損傷（気胸・縦隔気腫）

- 気胸になると空気が漏れて、患側の肺が縮んできます。肺が縮むと同じだけの空気を入れても圧が高くなります。同じ圧であれば入る空気の量が減ります。すなわち、**従量式では気道内圧が急に上昇し、従圧式では1回換気量が急に低下します**。そして酸素飽和度が低下します。

- 胸腔に漏れた空気が縦隔を押す、**緊張性気胸**になると血圧が急に低下します。胸腔内の陽圧が高いとショック状態になります。

- 診察すると患側の呼吸音は低下し、打診で**鼓音**（こ）が聴かれ、**声音振盪**（しんとう）は減弱し胸郭運動も低下していると考えられます。（声音振盪は、患者さんに発声してもらい、胸壁に置いた手のひらで振動の伝わり方を調べる検査）

痰による閉塞

- 痰が気道を閉塞して無気肺になると、そのエリアには空気が入らないわけですから、同じだけの空気を入れても圧が高くなります。同じ圧であれば入る空気の量が減ります。すなわち、従量式では気道内圧が急に上昇し、従圧式では1回換気量が急に低下します。酸素飽和度も低下します。ここは気胸と同じですね。

- 診察すると患側の呼吸音は低下しています。痰の増加を反映して、**coarse crackles**（コース クラックル）が聴取されるかも知れません。打診では気胸と異なり**濁音**となりますが、声音振盪は減弱し胸郭運動も低下している点は気胸と同様です。

片側挿管

- 片側挿管になると、片側にしか空気が入りませんから、気胸や無気肺と同じような現象が起こります。従量式では気道内圧が急に上昇し、従圧式では1回換気量が急に低下して、酸素飽和度は低下するわけです。

- 診察所見も無気肺と似た感じになります。無気肺みたいになっているわけだから当然ですが…。あと、診察で大事なことは、挿管チューブの位置、深さの確認ですね。

酸素中毒

- 酸素中毒では肺胞障害が起こるとされていますから、急速に酸素飽和度が低下するでしょう。進行してびまん性肺胞障害から線維化をきたすと、肺が縮んできて気道内圧上昇（従量式）や1回換気量低下（従圧式）が起こりますが、それほど急速に起こるわけではありません。数日単位での進行、ということになるでしょう。

人工呼吸管理時のアラーム対策 ❷
アラームの原因

- 人工呼吸中に起こるさまざまな合併症・緊急事態は、いろいろな形で現れてきます。例えば…

  - アラームが鳴り続いて止まらない
  - SpO_2 や他のモニター数値が悪化
  - 患者さんが苦しそうにしている

  これらは同時に起こることも多いので、アラームに注目して考えていきましょう。

- アラームが鳴ったら、まずは「なぜ（どの項目が異常で）鳴っているのか」を確認します。主な項目としては、以下のようなものがあります。

作動不良

- 作動不良のアラームが鳴っていたら、モタモタしてはいられません。とにもかくにも呼吸器を外して、用手換気に切り替えます。人を呼んで人工呼吸器を取り替えます。そもそもこんなことにならないよう、充分に動作確認をしておきましょう。
- 器械そのものの問題以外に、回路の閉塞（チューブが曲がったり、踏んだり）、回路外れや電源コードなど、基本的な「接続」に問題がないか、素早く確認しましょう。

呼吸回数

- **多すぎ**：呼吸回数が設定よりも多いのか、設定自体が多いのか。設定よりも多すぎるということは、**自発呼吸がたくさん出ている**ということです。鎮静の問題もあるかもしれません。自発は出していこう、という SIMV のような状況で呼吸数が多すぎるとしたら、患者さん本人が「しんどい」と感じているのでしょう。SpO_2 や換気量などを確認しましょう。

- **少なすぎ**：基本的には鎮静を含め、設定に問題アリと思われます。

- 多いにしても少ないにしても、いずれにしても設定が適正かどうか、確認が必要です。

換気量

- **多すぎ**：呼吸回数が多すぎて過換気になっている場合は、上述の「呼吸回数が多すぎ」と同様です。1回換気量が大きすぎる場合は、設定の問題であったり、センサーが不良であったりします。

- **少なすぎ**：これまでに見てきた多くの合併症（気胸、無気肺、片側挿管）、エアリーク（回路や加湿器カップの外れ、ズレなど）、カフ圧不足やカフの破損など、**早急に対応が必要なさまざまな出来事が起こっている可能性があります**。迅速に診察を行い、胸部X線写真などの検査を段取ります。
- 呼吸回数同様、設定の問題であることもあります。換気量が少なすぎる場合は CO_2 の貯留が心配ですから、血ガスを評価する必要があります。合併症やリークなどでない場合、設定の見直しを行います。

気道内圧

- **高すぎ**：これも、これまでに見てきた合併症（気胸、無気肺・痰貯留、片側挿管）、それに回路のどこかが狭窄、閉塞している可能性があります。例えば人工鼻汚染、チューブの屈曲、あとはセンサー異常やファイティングなどが原因となります。
- それから従量式で1回換気量を大きくしすぎると気道内圧が上昇しますが、これは設定の問題です。

- **低すぎ**：回路の外れ、リーク（加湿器カップのズレ）、カフ圧不足・破損などが主な原因です。また、吸気努力が大きすぎて呼吸器の送り込みが追いつかないことも原因としてはあります。

人工呼吸管理時のアラーム対策 ❸
アラームが鳴ったら確認すべきこと

- アラームが鳴っているということは、何事か「ヤバいことが起こっているから対処して！」という人工呼吸器からのメッセージなわけです。ですから今すぐ何らかの「対処」をしなくてはなりません。**アラーム off にするとか、絶対ダメっす。**

- 第一発見者になったら、できることを素早く行います。原因が「その場ですぐにわかるものかどうか」の確認と、すぐにできる対処ですね。

眼で確認

- 何はなくとも、器械のモニターと生体モニターを確認して、何事が起こっているかを確認しなくてはなりません。原因は作動不良なのか、呼吸回数・換気量・気道内圧がおかしいのか、そして患者さんの状態は大丈夫なのかヤバいのか。状態がヤバければ、まず助けを呼びましょう。

- 特に器械のモニターで確認すべきは、合併症が起こったときに異常となる気道内圧（特に**プラトー圧**）、**分時換気量**、それと実際の F_IO_2 あたりでしょう。生体モニターでは **SpO_2** と**血圧**、**脈拍数**などを確認します。

- 考える時間があるときには、設定がおかしくないか、指示通りかを確認することと、回路の道筋が外れたり閉塞したりしていないかを確認。最近の回路ではあまりないかもしれませんが、接続部を確実に「締める」ことも大切です。

耳を澄ませる

- 部屋で耳を澄ませるのは、回路内のリークやカフの破れによる「**シュー**」という異音に気づくため。これで解決すれば OK ですね。しかる後に、診察でも耳を澄ませることになります。

診察

- 緊急事態でも診察は落ち着いて行わないと、気づくべき所見を見落とす（聴き落とす）ことがあります。視診、触診、打診、聴診を素早く行いたいので、診るべきポイントを挙げておきます。
- **視診**：胸郭の呼吸運動、呼吸様式、チューブの位置（抜けかけ、入り過ぎなど）が大事です。
- **触診**：胸郭の呼吸運動や呼吸様式を触って感じます。皮下気腫は気胸（特に緊張性気胸）の有無を知るのに役立ちます。
- **打診**：左右差が重要です。左右に差がある場合、気胸（鼓音）、閉塞による無気肺（濁音）、片側挿管（濁音）の可能性があります。
- **聴診**：これも特に左右差を診ます。片側で呼吸音の低下があれば、上記の合併症のいずれかである可能性があります。早急に胸部X線写真を撮る必要があります。また、coarse cracklesが聴取されれば、気道内に痰が貯留している可能性があります。

吸痰してみる

- 看護師さんなら、「アラームが鳴っていたらとりあえず吸痰」みたいなことを教わった、という方もおられるかもしれません。回路内の痰貯留による閉塞は決して少なくはありませんが、まめな吸痰で片が付きますから、あながち間違いではないでしょう。
- 特に片側の呼吸音低下や、cracklesが中枢で聴こえるような場合は、**吸痰でどのように音が変化するか**を記録しておきたいものです。

胸部X線写真

- 多くの場合、合併症の鑑別には胸部X線写真を必要とします。すぐに解決しないアラームの場合は必ず撮影します。
- すぐに実施できる状況であれば、気管支ファイバーを使うと、チューブ先端の位置確認、それに（よりピンポイントの）吸痰が可能ですから便利です。

人工呼吸管理の基本戦略

- 以上をふまえて、なるべく合併症を起こさないような、人工呼吸管理の基本戦略を考えてみます。

- 第4章で説明したⅠ型呼吸不全・Ⅱ型呼吸不全の治療をおさらいしながら、人工呼吸器の設定とその影響を確認していきましょう。

酸素を決める要素

- FiO_2 を変化させると、PaO_2 や SpO_2 が変化する。
- PEEP を変化させると、（換気に参加する肺胞の数が増えるので）PaO_2 や SpO_2 が変化する。
- PEEP を変化させると、胸腔内圧が変化し、全身の血圧が変わる。PEEP ↑なら血圧↓
- PEEP を変化させると、その分、最高気道内圧・プラトー圧が変わる。

二酸化炭素を決める要素

- 換気量（＝1回換気量×呼吸回数）を変化させると、$PaCO_2$ が変化する。
- 1回換気量を増やすと、気道内圧が上昇する。
- 呼吸回数を増やすと、死腔換気（48ページ）が増える。

合併症を避けるには

- 人工呼吸中の目標は、できるだけ合併症が少なくなるようにしながら、正常な換気に近い換気をさせる、ということです。そのため、合併症が起こりやすくなるような設定は避けなくてはなりません。

- 合併症を起こす要因としては、以下のことが挙げられます。

  - **血圧低下**：高い PEEP、吸気時の圧が高い
  - **圧損傷**：プラトー圧が上昇する
  - **酸素中毒**：$F_IO_2 > 60\%$ の時間が長い

- これらの要因を避けるためには…

  - できるだけ血圧を正常に保つように PEEP その他を設定
  - できるだけプラトー圧を 30 cmH_2O 以下に保つ
  - できるだけ $F_IO_2 > 60\%$ の時間を短く（24 時間未満に）する

- その上で

  - PaO_2、$PaCO_2$ を適正な値に保つ

ことになります。ここまで決まれば、あとは決まり事に従ってパズルを解くようなものです。

permissive hypercapnia とは

- 前述の基本戦略の中に、「できるだけプラトー圧を 30 cmH₂O 以下に保つ」という文言はありますが、換気量に関する決まりはありません。
- これが何を意味するかというと、気道内圧は合併症につながる恐れがあるのでキッチリ管理すべきですが、**換気量は割と自由**、ということになります。

- 救急・集中治療領域で人工呼吸管理が必要になる場面は、外傷、熱傷、感染などによる ARDS、すなわち低酸素が問題になることがほとんどで、高二酸化炭素が問題になる（Ⅱ型呼吸不全）ことはあまりありません。てことは、換気量についてはあまりうるさく言わなくてもいいんですね。

- それをふまえて、基本戦略を実行しようとすると、次のようになります。

> - できるだけ F_IO_2 > 60%の時間を短く（24 時間未満に）するために、PEEP を上げて有効肺胞数を増やす

- PEEP は上げすぎると**血圧が下がる**ので、できるだけ血圧を正常に保つように PEEP を設定します。

> - できるだけプラトー圧を 30 cmH₂O 以下に保つために、1 回換気量を低めに維持する

- 1 回換気量を低くすると、分時換気量も減りますから **CO_2 貯留気味になる**のですが、COPD に伴うⅡ型呼吸不全でもない限り、pH が異常にならない範囲で高 CO_2 を許容しましょう、ということになっています。

- この戦略を permissive hypercapnia（**許容できる高 CO_2**）といいます。言葉の意味そのままですね。

従量式と従圧式

- 昔は人工呼吸器といえば、従量式でやっていたように記憶しているのですが、最近では従圧式が主流です。これは、器械の進歩で従圧式がうまく働くようになったことと、合併症を避けるためにできるだけ気道内圧を高くしないようにする方針とが相まって、世界的な流れとなったものです。

- 従量式、従圧式というのは、**空気の押し込み方の違い**です。

従量式

- 設定した量の空気を、設定した時間、流す方式です。器械によって設定する項目が微妙に異なるのがややこしいところですが、最終的には1回換気量と呼吸回数、それに吸気流量と吸気時間を設定して、それに従って毎呼吸、同じ量の空気を押し込みます。
- この方式は一定の換気量は保証されますが、吸気終末に近づくにつれて、だんだん**気道内圧が高くなる**という欠点があります。場合によっては気道内圧が想定外に高くなることもあり、注意が必要です。

従圧式

- 設定した圧力で、設定した時間、空気を流す方式です。
- この方式のメリットは、何といっても気道内圧が上昇しすぎない、結果、圧損傷の危険が少ない、ということです。
- デメリットとしては、吸気終末に近づくにつれて、だんだん吸気量が少なくなるために、**換気量が保証されない**、ということがあります。

袋に空気を入れるには

- 従量式・従圧式のメリット・デメリットを考えるのがちょっとややこしいな、という方は、**肺は軟らかい袋（の集合体）である**、ということを思い出して頂くと理解しやすいと思います。

- 袋に空気を入れると大きくなります。空気を入れ続けると、さらに大きくなっていきます。しかし、大きさが限界に近づくにつれて抵抗がかかってきます。
- 自転車のタイヤに空気を入れたことのある人は、おわかりでしょう。空気が抜けてぺしゃんこのときはスイスイと空気が入っていくのに、パンパンになると空気が入りにくくなって、力を入れなくてはならない、あの感じです。

- 肺も同じで、空気が入って大きくなるほど、パンパンに近づくほど、高い圧力をかけないと膨らまなくなってきます。
- ということは、一定の量を入れ続けるためには、だんだん圧力を高くしないといけない。押す力を強くしなくてはならない。こちらが従量式。
- 逆に、同じ圧力をかけ続けると＝同じ力で押し続けると、だんだん量が入らなくなる。こちらが従圧式です。

人工呼吸器のモニター波形の見方について、よく質問されます。フロー波形、圧波形の成り立ちについて次項から解説していきますが、特に吸気時の波形は、従量式・従圧式それぞれに特徴がありますから、上記の原理とともに理解しておきましょう。

従量式のモニター波形

- 従量式人工呼吸器のモニター波形の成り立ちを説明しましょう。袋（肺）に空気を入れていく様子を想像しながら、以下の図を見てください。

- まずは**フロー（空気の流量）の波形**。一定の量が入っていきますから、流量はまっすぐ横に伸びていく、長方形の波形（*矩形波*といいます）になります。

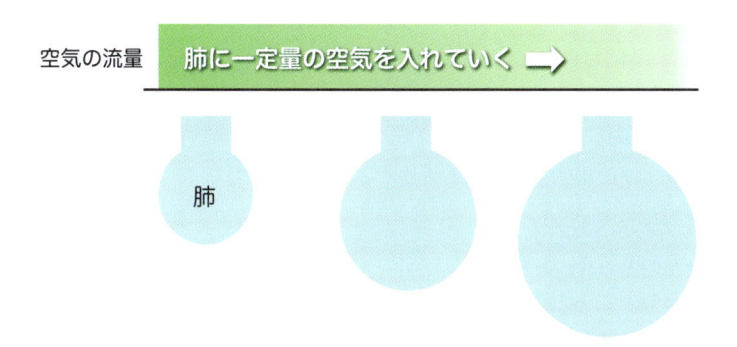

空気の流量　肺に一定量の空気を入れていく ➡

肺

- 次に**圧の波形**。袋がカラに近いときは、空気はスンナリ入り、圧力はほとんど上がりません。袋の中に空気がたまってくると、だんだん抵抗が出て圧が上がってきます。

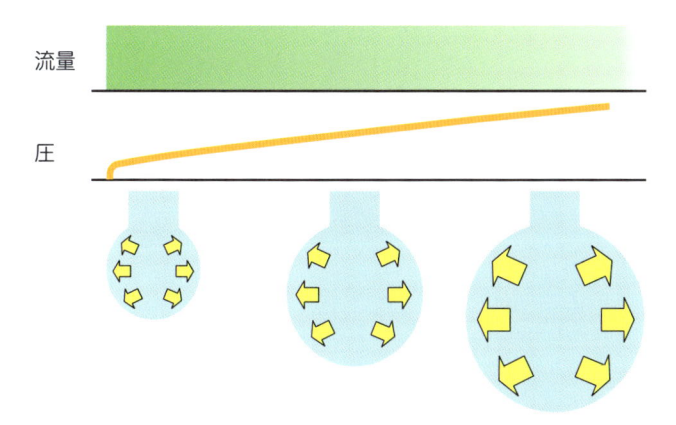

流量

圧

- 結果、従量式では吸気の間はこのようなフロー波形、圧波形になります。

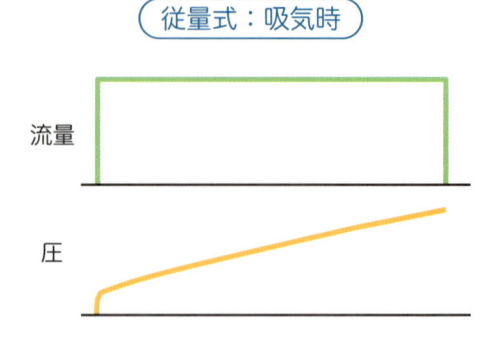

従量式：吸気時

- 吸気が終わった後には、少し休止期を設けることが多いです。吸気終了後すぐに呼気に移行するのではなく、吸気流を停止させた状態で保持し、**肺を拡張させたままの状態をしばらく維持する**ようにします。
- これは何をしているのかというと、人工呼吸という、非生理的に空気を送り込まれる換気では、3億個もある肺胞に均等に空気が入っていかないわけです。入りやすいところと入りにくいところができる。そこで、少しでも均等になるよう、一旦流れを止めて、肺内で空気が拡散していく時間を与えているのですね。
- 時間としてはたいした長さではありませんが、少しでも均等にしよう、というわけです。これを**プラトー**とか**ポーズ**といいます。
- プラトー時の圧波形を見てみましょう。流速をぴたっと止めると一瞬で圧力が少し下がりますが…

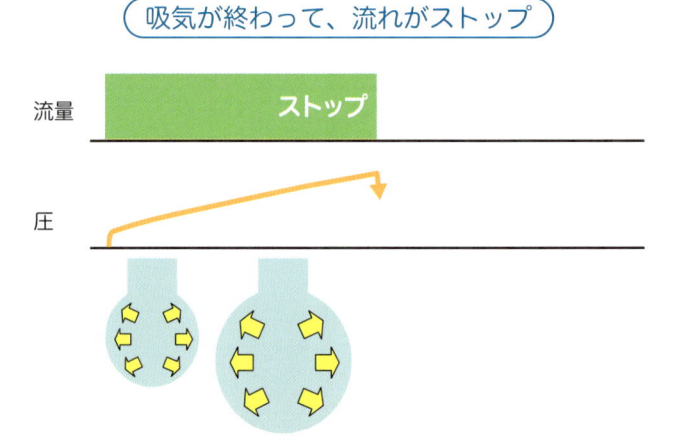

吸気が終わって、流れがストップ

- その後は流速を止めているために、圧は少し下がったところで維持されます。

圧を維持して、空気が肺内で移動

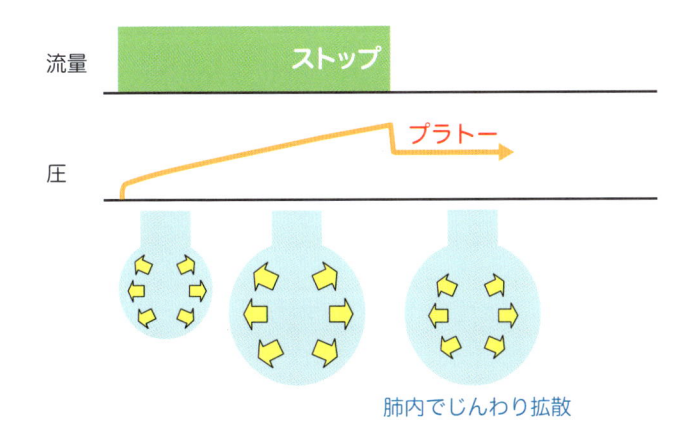

流量　ストップ

圧　プラトー

肺内でじんわり拡散

- で、呼気になると圧は完全に解除され、PEEPのレベルまで戻ります。

呼気相になると圧力はPEEPまで低下

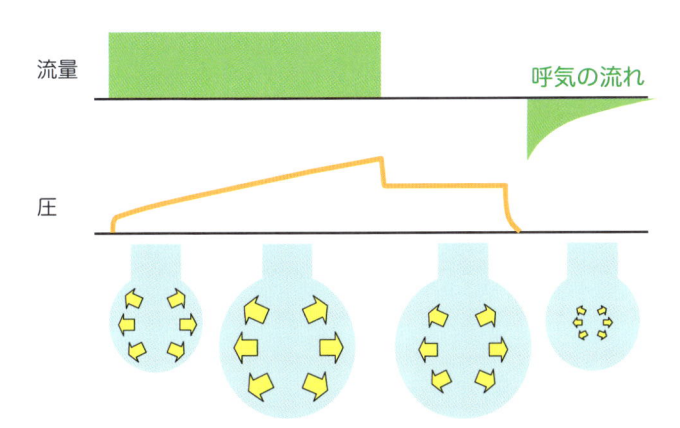

流量　呼気の流れ

圧

- 呼気は肺の弾性収縮力で起こるものですから、流速は（肺がパンパンの）当初は早く、じきに落ちてくる形となるでしょう。したがって吸気の流量波形は矩形波ですが、呼気は急に流速が減る形となります。

最高気道内圧とプラトー圧

- **最高気道内圧**は、文字通り、気道内圧のうち一番高いところです。従量式の場合、吸気が終了した瞬間が最も内圧が高く、そこからはストンと圧が下がりますので、波形はそこで尖った感じになります。
- その後、呼気が始まるまでの休止期の間に、圧が下がって落ち着く場所をプラトーといい、そこの圧が**プラトー圧**です。

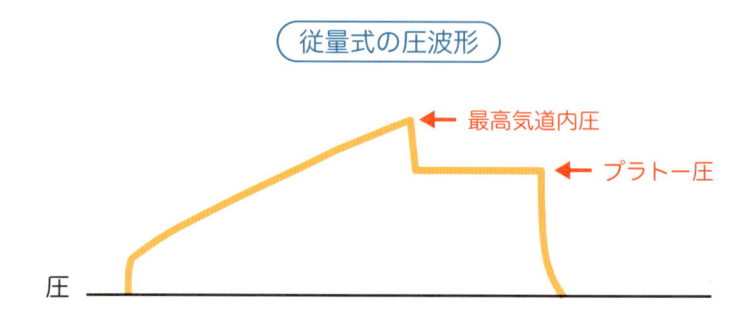

（従量式の圧波形）

← 最高気道内圧
← プラトー圧

圧

- 最高気道内圧はあくまで気道、しかも器械が圧を測定できる中枢気道の圧です。その後休止期に入ると、肺胞領域に圧力が逃げていって、プラトーになるのですね。
- ということで、**最高気道内圧は気道にかかる圧、プラトー圧は肺胞にかかる圧**、と考えることができます。
- とはいえ実は、最高気道内圧＝プラトー圧のこともあるのです。それは従圧式のときです。

従圧式のモニター波形

- 従圧式、つまり圧力一定で空気を送り込む場合、モニター波形はどうなるか。袋（肺）に空気を入れていく様子を想像しながら、以下の図をご覧ください。

- まずは**圧の波形**。一定の圧で押しこみますから、圧力はまっすぐ横に伸びていく、矩形波（長方形の波形）になります。

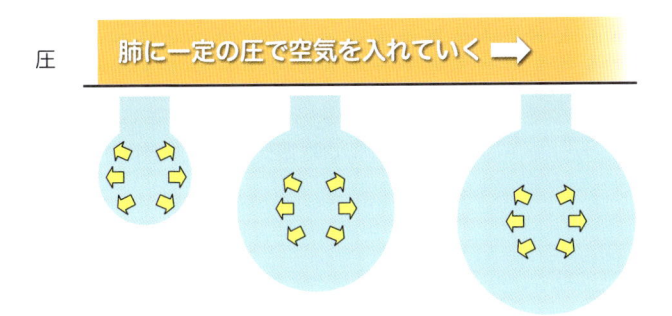

圧　肺に一定の圧で空気を入れていく →

- 次に**フロー（空気の流量）の波形**。同じ圧で入れていくと、初めのうちはどんどん入る（フローが大きい）わけですが、肺内の空気が増えてくると、同じ圧では空気が入らなくなります。
- そのため、最初がフローのピークになり、その後、肺が満タンに近づくにつれてフローは急速に減っていきます。

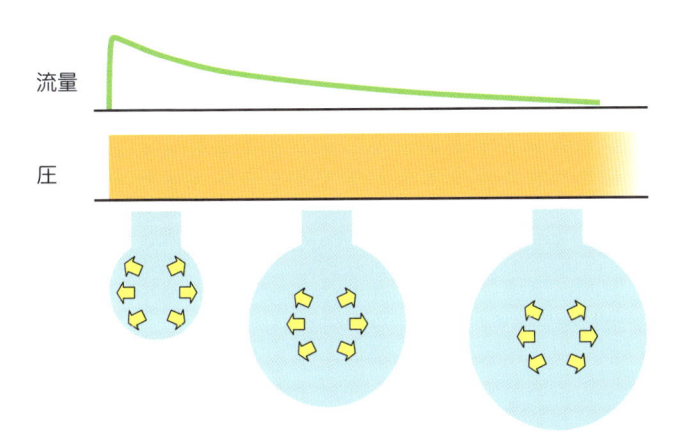

流量

圧

- 結果、従圧式ではこのようなフロー波形、圧波形になります。

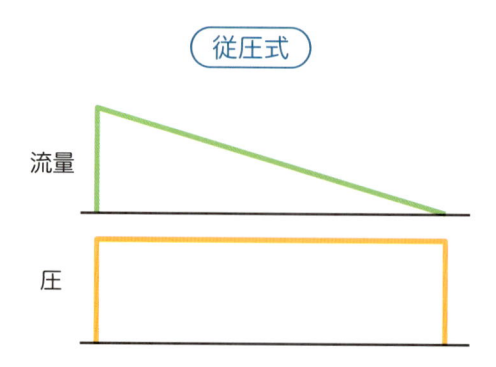

従圧式

流量

圧

- 従圧式の圧波形は、上が真っ平らになっています。設定した圧が一定時間かかっているわけで、圧はそれ以上かかりませんから、この圧が**最高気道内圧**です。
- と同時に、「プラトー」とはもともと高原とか台地のように上部が平らになった形を指すわけで、この部分を**プラトー圧**とも呼ぶのです。あぁややこしい。

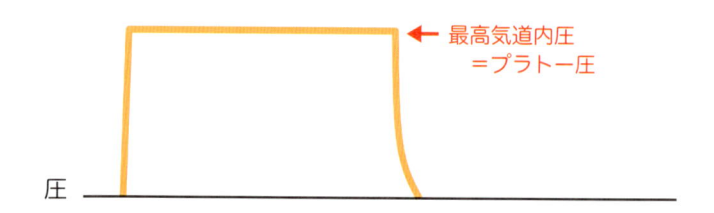

← 最高気道内圧
　＝プラトー圧

圧

- 従量式においては、最高気道内圧は気道にかかる圧を表し、プラトー圧は肺胞にかかる圧を表していました。従圧式においては、吸気中一定の圧がかかり続けることで、この**プラトー圧が気道にも肺胞にも等しくかかっている**、と理解して頂くとわかりやすいのではないかと思います。

設定すべき項目

- 最近の風潮としては「肺に余計なストレス（圧負荷）をかけない」ということで従圧式の人工呼吸器が好まれています。
- デメリットとして換気量が保証されない、ということがあるわけですが、器械によっては量を調節できるような、従量式と従圧式を組み合わせたようなモードが使えるものもあります。

- 従量式、従圧式どちらの場合でも、設定すべき項目は大きく2種類に分けて考えるといいでしょう。1つは PaO_2 に関わる O_2 関係の項目、もう1つは $PaCO_2$ に関わる換気量関係の項目です。

PaO_2 に関わる項目

- 吸入気酸素濃度（F_IO_2）
- PEEP圧

$PaCO_2$ に関わる項目

従量式　1回換気量（TV）と呼吸回数（従量式）を設定

1回換気量（TV）× 呼吸回数 ＝ 分時換気量（MV）　でしたね。

- 器械によっては、1回換気量を直接決めるのではなく、空気の流量と吸気時間から1回換気量を決める、というものもありますから、注意が必要です。「ウチの人工呼吸器、1回換気量が決められへん！」とあわてる前に、よく確認しましょう。
- **1回換気量 ＝ 流量 × 吸気時間**　この3つの項目のうち2つが決まれば、もう1つは自動的に決まります。
- ちなみに呼吸回数が決まると、1回呼吸時間が決まります。12回なら60秒÷12回＝5秒/回。1回呼吸時間に吸気時間I：呼気時間Eの比（**I/E比**）を掛けると吸気時間が決まるのです。

- そんなわけで、下記のいずれか 2 〜 3 項目を設定して、換気量を決定します。
  - 1 回換気量
  - 呼吸回数
  - 吸気流量
  - 吸気時間
  - I/E 比

（従圧式）どれだけの圧をどれだけの時間かけるか設定

- かける圧レベルと吸気時間、あるいは I/E 比と呼吸回数を決めれば、分時換気量が決まります。

設定後チェックすべきこと

- 従量式と従圧式、重要なのはどちらの方式がいいか悪いか、ということではなく、その結果どうなったかです。つまり、設定した後に各種モニターを確認して、設定の結果が妥当なところにあるかどうかを確認することが大事なのです。

- 従量式の場合は、気道内圧が上がりすぎていないかどうかを確認する必要がありますし、従圧式の場合は、分時換気量がある程度保たれているかどうかをチェックしなくてはなりません。
- 血液ガス分析を行って、$PaCO_2$ が溜まっていないか、pH が動いていないか、も見ておきたいところです。

PEEP について

- 人工呼吸器の設定まで来たところで、いよいよ PEEP について取り上げなくてはなりません。PEEP とは positive end-expiratory pressure の略で、日本語では**呼気終末時陽圧**といいます。

- そもそも人工呼吸のやっていることは、吸気時にある圧力をもって空気を押し込み、呼気時にはその圧力を解除して空気を排出する、ということです。
- ところが、人工呼吸をするような病態の人は、ARDS や肺胞の病気、つまり肺胞に何らかの物質が詰まっていることが多いわけです。その状態で呼気時に圧力を完全にゼロにしてしまうと、下にある肺胞が肺自体の重みでつぶれ、ぺちゃんこに**虚脱**してしまいます。

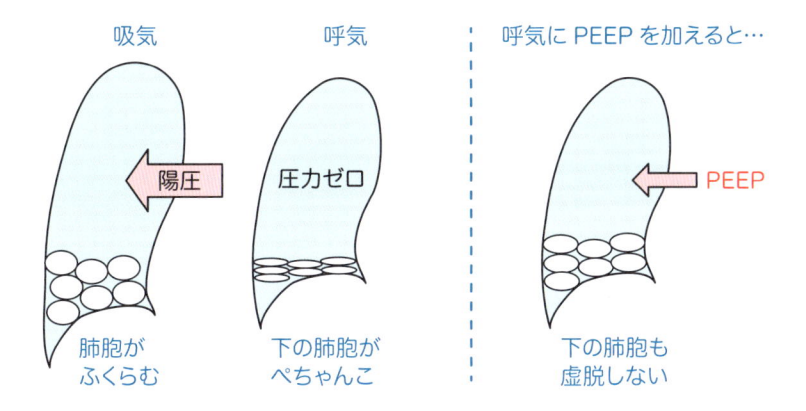

吸気	呼気	呼気に PEEP を加えると…
陽圧 肺胞がふくらむ	圧力ゼロ 下の肺胞がぺちゃんこ	PEEP 下の肺胞も虚脱しない

- この図は立位ですから肺底部の肺胞がつぶれていますが、実際の患者さんは仰臥位ですから、一番下にある背部の肺胞がつぶれることになりますね。

- 肺胞が虚脱している時間は、肺胞での換気がほぼゼロになる（ガス交換が行われない）ため、肺内に換気血流不均衡が生じます。
- そこで、肺胞の虚脱を防ぐために、呼気の最後（end-expiratory）に少し陽圧（positive pressure）をかける、この圧力を PEEP というわけです。
- PEEP をかけると虚脱する肺胞が少なくなる、つまり換気をしている肺胞が多くなって換気と血流がマッチするわけで、結果、酸素化が改善します。
- このように、PEEP を増やすと酸素化が改善する効果があることから、FiO_2 と並んで PaO_2 を決める要素として PEEP が挙げられるわけです。

じゃあ、CPAP（シーパップ）ってナニ？

- PEEPの説明をすると必ず尋ねられるのが、「じゃあ、CPAPって何ですか？ PEEPとナニが違うんですか？」ということ。
- お気持ちはよくわかります。なんか似たようなもの、であることも確かです。

- CPAPはcontinuous positive airway pressureの略語です。日本語ではいろいろな訳が当てられていますが、この本では持続（的）気道陽圧という言葉を使うことにします。
- ややこしいことに、最近普及している経鼻のCPAPとごっちゃになって、「持続陽圧呼吸療法」という訳がつけられていることも多いのです。これはCPAPによる睡眠時無呼吸の治療法を指すもので、そのために「〜療法」という言葉が入っています。
- ここで取り上げるCPAPは、人工呼吸器のモードであり設定の用語ですから、「持続（的）気道陽圧」の方がしっくりきます。

CPAPとPEEPの違い

- CPAPの言葉の意味を素直に考えますと、気道内に持続的に陽圧をかけているんだな、ということがわかります。ではPEEPとナニが違うのか。

- PEEPはあくまでも器械による換気をしていて、その呼気時に陽圧を残す、というものでした。それに対してCPAPでは、自発呼吸が行われている状況で、そこに一定の陽圧がかかっている、ということになります。

- 陽圧がかかっているので、肺胞がつぶれて虚脱するのを防ぐことができる、という寸法です。基本的な考え方はPEEPと同じですが、器械がやっていることが少し異なりますので名前が違ってきます。
- ややこしいですが、**器械換気ならPEEP、自発呼吸ならCPAP**、という原則を覚えておけば問題ありません。

人工呼吸器のモード設定 ❶
そもそもモード設定とは

- 人工呼吸器の「モード設定」について説明するとき困るのは、器械によって微妙に名称が異なること。機構が異なるためなのか、それとも独自性を出すためなのか、経緯を知らないのであまり踏み込んで解説できませんが…。
- ただ、**大事な根幹の理屈はどの器械でも共通**ですから、それをしっかり学べば、皆さんの施設にある器械への応用はできると思います。まずは原理を理解しましょう。
- といいつつ、どうしても自分の施設で使い慣れたサーボとかがベースの解説になってしまいますが、そこはなるべく一般性を持たせるべく頑張ります。

器械換気と自発呼吸の割合を決める

- 最初に決めなくてはならないのが、器械がどれだけの割合、主導権を持って肺を動かすか。人工換気中の呼吸には、「器械換気」と「自発呼吸」の2種類があります。

- **器械換気**は、器械がそのすべてを行う呼吸です。さんざん説明しているように、吸気時に陽圧をかけて空気を押し込み、呼気時には陽圧を解除することで肺の弾性収縮力によって空気を排出するというもの。この方式として、従量式と従圧式がありましたね。

- それに対して**自発呼吸**は、自分で行う呼吸ですから、胸郭を拡げてある程度の陰圧を作って息を吸い込み、その陰圧を解除して息を吐く、というものです。このときに器械は何をしているのか。少し手助け（サポート）をする程度です。

- この2種類の組み合わせによって、モードを決定します。

  - **器械換気のみ**：CMV、PCV、VCV、A/C など
  - **器械換気＋自発呼吸**：SIMV＋PSV、PCV＋PSV、VCV＋PSV など
  - **自発呼吸のみ**：CPAP＋PSV など

人工呼吸器のモード設定 ❷
調節呼吸（CMV）

- 呼吸のすべてを器械が行う［器械換気のみ］モードから説明します。

［器械換気のみ］モードで使われる用語

- **CMV**：continuous mandatory ventilation（持続強制換気）
- **PCV**：pressure-controlled ventilation（圧規定換気・従圧式）
- **VCV**：volume-controlled ventilation（量規定換気・従量式）
- **A/C**：assist/control（補助／調節呼吸）

- いろいろな名前があってイヤになりますが、定義としては **CMV**（continuous mandatory ventilation：持続強制換気）がこのモードを表す用語です。人工呼吸器のモードとしては、**PCV**（従圧式）か **VCV**（従量式）、あるいは **A/C**（次項で説明します）などと表示してあることが多いです。

- 人工呼吸を導入するということは、呼吸に問題があって行うわけですから、開始時には鎮静をかけて自発呼吸をなくし、器械に理想的な呼吸（＝しっかり吸って、吐く）を任せるのが定石でしょう。

- そんなときに使うのがこのモード。器械にすべての呼吸を管理させます。器械によって決められた圧や量の空気を、決められた時間、決められたタイミングで入れては出す。心肺停止状態から蘇生し、まず呼吸を開始するときもこれですし、全身麻酔、筋弛緩下に手術をするときもこれです。

「調節」＝ control

- 全く自発呼吸がないときには、定められたとおりに空気が出入りします。これを調節呼吸といいます。control ＝調節、ですね。従圧式（PCV）モードにおける波形をモニターで見ると、こんな感じです。

PCV モード

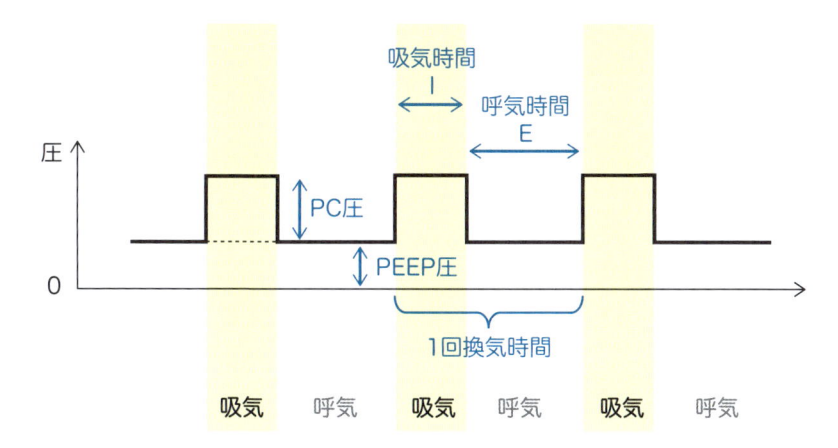

図中ラベル：吸気時間 I、呼気時間 E、PC圧、PEEP圧、1回換気時間、吸気、呼気、吸気、呼気、吸気、呼気、圧、0

- 吸気のときには **PC 圧**（設定した「かける圧」）の分、圧力が上がり、吸気時間の間その圧を維持します。このかかっている圧は、矩形波（113 ページ）になります。
- 吸気時間が終わると圧力は解除され、**PEEP 圧**（呼気にもかかっている陽圧）まで低下します。呼気の間は圧が PEEP 圧で維持されます。

人工呼吸器のモード設定 ❸
補助呼吸（A/C）

- CMVは全く自発呼吸がない場合に行う、完全に器械に乗っかった呼吸（**調節呼吸**）でした。それが、意識状態などが改善して、自発呼吸がチラホラ出てくるとどうなるか。自発呼吸が出てくるタイミングを利用して、器械でコントロールされた圧力、量の空気を送り込みます。
- その場合、呼吸の回数やタイミングをすべてコントロールするのではなく、**タイミングだけ自発呼吸に合わせます**。そのような状態での自発呼吸は上手くできているかどうか保証がありませんから、タイミング以外は器械に任せた強制換気を行います。

「補助」＝ assist

- このような呼吸を**補助呼吸**といいます。assist＝補助、ですね。従圧式（PCV）モードにおける波形をモニターで見ると、こんな感じです。

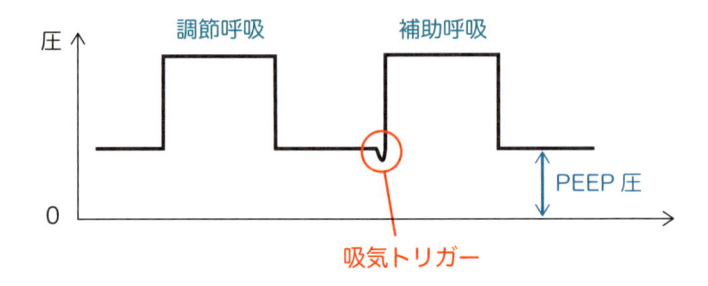

（図：調節呼吸／補助呼吸の圧波形、吸気トリガー、PEEP圧）

- ほとんど調節呼吸と同じですが、赤で囲んだポコンと凹んだところだけが異なります。自発呼吸をしようかというときには、横隔膜や胸郭が動いて胸腔内を陰圧にします。つまり、ベースの気道内圧から呼吸運動によって少し陰圧方向に動くためにポコンと凹むのです。

   （とはいえ、PEEPがかかっていますから、多少陰圧方向に引っ張られても、まだ陽圧であることには変わりありません）

- このような圧の変化を感知すると、それが**トリガー**（引き金）になって、人工呼吸器が設定された圧力、量の空気を送り込みます。ですから、圧波形の形自体は調節呼吸とほとんど同じです。トリガーの凹みだけが異なります。

- 調節呼吸との大きな違いは、タイミングです。調節呼吸は、設定した呼吸回数にしたがって一定のタイミングで呼吸をしていきます。呼吸回数10回だったら1回換気時間は6秒で、この決めた6秒ごとに換気を行います。それに対して、補助呼吸では自発のタイミングで呼吸が起こります。

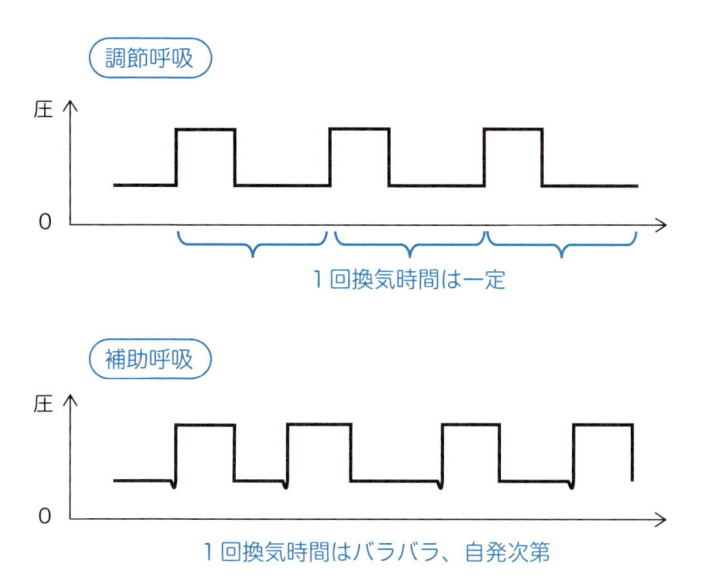

（調節呼吸）

圧

1回換気時間は一定

（補助呼吸）

圧

1回換気時間はバラバラ、自発次第

- 最近の器械は性能が向上して、自発がなければ調節呼吸を一定のリズムで行い、自発が出ればそれを活かして補助呼吸を行う、というように融通を利かせてどちらもやってくれます。両方を行うことから**補助／調節呼吸**といい、**A/C**：assist/control というモードで表示されます。

- A/C では、自発呼吸がないときは設定した呼吸数になるよう、一定の時間で換気が行われます。呼吸回数10回だったら1回6秒。で、ひとたび自発呼吸っぽい動作（回路の圧が下がる）が起こると、それがトリガーになって補助呼吸が入ります。

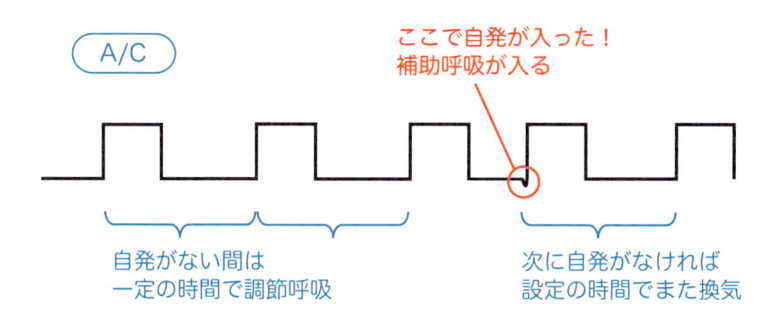

（A/C）

ここで自発が入った！
補助呼吸が入る

自発がない間は
一定の時間で調節呼吸

次に自発がなければ
設定の時間でまた換気

人工呼吸器のモード設定 ❹
間欠的強制換気の考え方

［器械換気＋自発呼吸の支持］モードで使われる用語

- **IMV**：intermittent mandatory ventilation（間欠的強制換気）
- **sIMV/SIMV**：synchronized intermittent mandatory ventilation（同期式間欠的強制換気）
- **PCV**：pressure-controlled ventilation（圧規定換気・従圧式）
- **VCV**：volume-controlled ventilation（量規定換気・従量式）
- **PSV**：pressure support ventilation（圧支持換気）

◆ 人工呼吸を導入してしばらく経過し、状態が安定してくると、人工呼吸からの離脱が視野に入ってきます。

◆ 補助／調節呼吸（A/C）では、フルに器械がしっかりとした呼吸（強制換気）を行っているのですが、これは何度も述べたように、もともと人間が行っている自発呼吸とはずいぶん異なる呼吸であります。

◆ そんな至れり尽くせりの状況に甘えてしまうと、どうしても人間、ナマクラになってしまって、「じゃあ、これから自分でちゃんと呼吸してね！」と言われて世間に放り出されても、「いや、ちょっと無理〜」みたいな台詞を吐いて、また人工呼吸に逆戻り、てなことになるわけです。**離脱失敗**です。

徐々に自発の割合を増やす

◆ 昔の人工呼吸器は上記のような、融通の利かない鬼コーチみたいな設定しかありませんでした。
◆ 最近の人工呼吸器はコーチングメソッドを学んだらしく、「ここまではできたね。じゃあ、これをやってみようか！」みたいに、その人に合った最適な負荷を徐々にかけていくシステムが装備されているのです。

- 具体的には、フルでお世話していた補助／調節呼吸を間引いて、徐々に自発の割合を多くしていく方法がよくとられます。
- 例えば 1 分間に 15 回という設定で調節換気をしていたのを 10 回にすれば、換気量が 3 分の 2 になるわけですから CO_2 が貯留してきます。それを感知して自発呼吸が増えてくるわけです。

「支持」= support

- そうやって出てきた最初の自発呼吸は、どうしても弱々しくて見てられない。で、ちょっと手助けが必要なんですね。そのときの手助けを**プレッシャーサポート**、pressure support ventilation：**PSV**（**圧支持換気**）といいます。
- 読んで字のごとく、自発呼吸、特に吸気のときに、少し圧をかけて手助け＝支持をする、その圧力のことを言います（129 ページ）。

- ここで初学者がつまずきやすいのは……これって手助けだから「補助」だよね。補助呼吸って、器械がほとんどやるやつじゃなかったっけ？　もうワケわかんない！！
- どうか落ち着いてください。確かにこの用語は混同しやすくて間違いが頻発しておりますから、ちゃんと説明します。といってもコレ⬇だけですが。

> - 自発呼吸のときに少しだけ器械が手助けする、これは**支持呼吸**といいます。
> - 自発呼吸が出そうになったときに、そのタイミングに乗っかって器械が全部呼吸をしてしまう、これが**補助呼吸**です。

人工呼吸器のモード設定 ❺
間欠的強制換気（IMV・SIMV）の実際

IMV（間欠的強制換気）

- 自発呼吸を促していくために、器械による至れり尽くせりの換気（強制換気）を間引いていく、そんなモードを間欠的強制換気（IMV：intermittent mandatory ventilation）といいます。
- CMV（A/C）との違いは、自発が出たとき。CMVだと、調節呼吸の間に自発が出る（出ようとする）と補助呼吸がしっかり入りますので、自発呼吸が出れば出るほど器械による呼吸回数が設定よりも増えてしまいます。
- IMVでは、器械による換気はあくまでも当初設定した回数だけです。それ以外に自発が出たときは、器械はちょっとした後押し（プレッシャーサポート）をするのみ。それで自立を促すわけです。

SIMV（同期式間欠的強制換気）

- 初期のIMVは、自発とは全く関係なく調節呼吸を行っていました。その後、器械が進歩し、自発呼吸を感知してそのときに器械換気をするという、補助呼吸と同じようなことができるようになりました。それを、自発呼吸に同期して補助呼吸を入れる、という意味で同期式間欠的強制換気（sIMV/SIMV：synchronized intermittent mandatory ventilation）と名付けたのです。
- だんだんややこしくなってきましたね。といっても、SIMV自体は名称から何となく理解できるかと思います。「間引いた強制換気を自発に同期させる」わけですから。

返す返すも残念なのは、「補助呼吸」というネーミングです。この名前には「同期」とか「強制」の意味合いがなく、支持呼吸との区別がはっきりしません。

- もう1つややこしいのは、補助／調節呼吸（A/C）とSIMVにおける強制換気のあり方です。A/Cでは、自発が出るとそのたびに補助呼吸が入り、強制換気の回数は増えていきます。SIMVでは、強制換気は設定した回数以上になりません。というのも、強制換気と強制換気の間には一定の間隔が空くようになっているからです。

- 例えば呼吸回数を 10 回に設定すれば、6 秒ごとに強制換気が入ります。これは A/C と同じ。

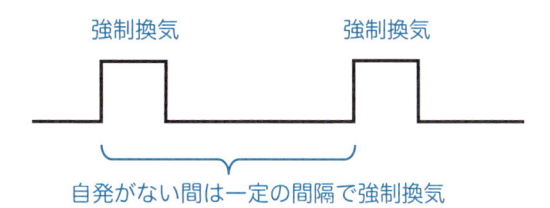

強制換気　　強制換気

自発がない間は一定の間隔で強制換気

- 途中で自発が入ると、次に予定されている強制換気（前回の強制換気から 6 秒後）までに充分間が空いていれば、その自発は自発として尊重されます。無理やりの強制換気は行いません。プレッシャーサポートがかかるだけです。

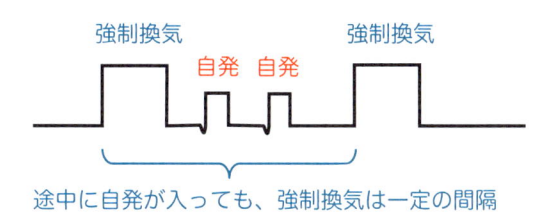

強制換気　　強制換気
自発 自発

途中に自発が入っても、強制換気は一定の間隔

- 次に予定されている強制換気の少し前に自発が入れば、そのタイミングを活かして強制換気（補助呼吸に相当）が行われます。自発と強制換気がかち合わないようにタイミングを調整しているのです。

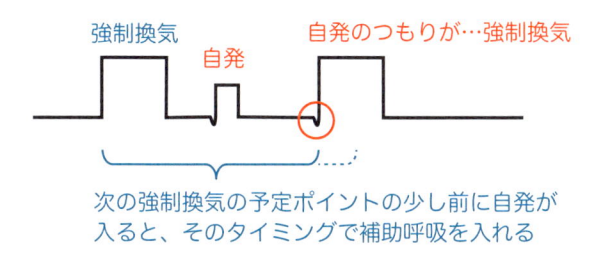

強制換気　　自発のつもりが…強制換気
自発

次の強制換気の予定ポイントの少し前に自発が入ると、そのタイミングで補助呼吸を入れる

- タイミングを調整する（自発と同期する）強制換気 SIMV と、自発を支持するプレッシャーサポート PSV の組み合わせなので、**SIMV + PSV** というモードで表示されることが多いです。

- それに対して **PCV + PSV** は、強制換気 PCV とプレッシャーサポート PSV の組み合わせです。よく似た頭文字なので混同しやすいですが、**PCV は器械がほとんどやる換気、PSV は自発の手助け**、と覚えましょう。

人工呼吸器のモード設定 ❻
自発呼吸（CPAP）

[自発呼吸（＋プレッシャーサポート）] モードで使われる用語

- **CPAP**：continuous positive airway pressure（持続（的）気道陽圧）
- **PSV**：pressure support ventilation（圧支持換気）

- **CPAP＝持続（的）気道陽圧**についてはすでに説明しましたね（118ページ）。自発呼吸が行われている状況で、そこに一定の陽圧をかけ、肺胞がつぶれて虚脱するのを防ぐ、という考え方でした。

- 患者さんが呼吸をしているのに、器械が何もせずにじっとしていると、回路の分の抵抗がありますから、患者さんは苦しくて仕方がありません。そこで、CPAPで肺の虚脱を防ぎ、さらに吸気時に少し圧力をかけて吸気を手助け（サポート）します。波形は自発だけですから、こんな感じですね。

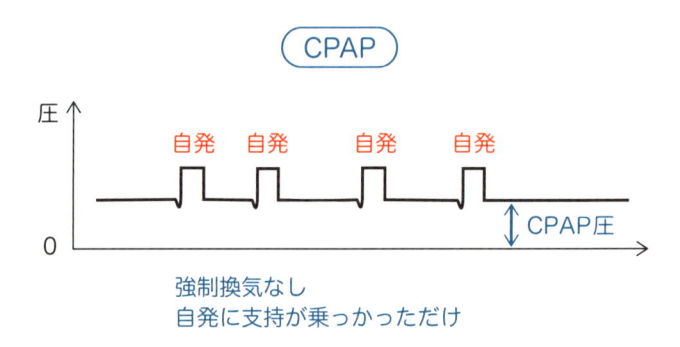

CPAP

圧↑

自発　自発　自発　自発

↕ CPAP圧

強制換気なし
自発に支持が乗っかっただけ

- CPAPは持続的な陽圧をかけ続けている中での自発呼吸、それに対して少し支持をするのがCPAP＋PSV、ということになります。

人工呼吸器のモード設定 ❼
プレッシャーサポート（PSV）

- 挿管下で人工呼吸管理を行っているときに出てきた自発呼吸、特に吸気のときにちょっと手助けをする、その手助けを**プレッシャーサポート** pressure support ventilation：**PSV**（圧支持換気）といいます（125ページ）。

- 繰り返しになりますが、自発が出たときに、そのタイミングに乗っかって器械が全部呼吸をしてしまうものは**補助呼吸**です。吸気の時間、呼気に切り替わるタイミングなども器械が設定通りに行います。

- そうではなくて、自発はあくまで自発として尊重し、少しだけ器械が手助けする、これを**支持呼吸**といいます。吸気を止めるタイミングも患者さん次第です。

- 自発のトリガーによって設定された圧（プレッシャーサポート圧：**PS圧**）がかかり、患者さんが息を吸っている間かかり続けます。息を吸うのを止めると圧を止めて呼気に移行します。そのときの波形は…

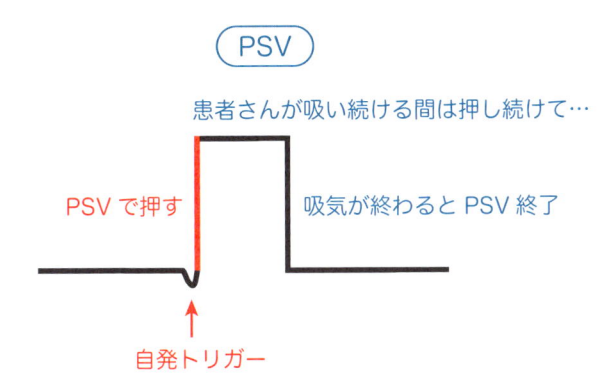

PSV

患者さんが吸い続ける間は押し続けて…
PSVで押す　　吸気が終わるとPSV終了
自発トリガー

- このように、補助呼吸に似た波形になります。吸気のトリガーが入った後、圧が立ち上がり、しばらく圧がかかった後にストンと下がります。下がるタイミングは、患者さんの吸気がある程度下がったとき。器械によって若干異なりますが、**ある程度流速が落ちてきたら圧を止めて呼気弁を開く**のです。

人工呼吸器からの離脱

- 離脱（ウィーニング）とは、要するに器械がフルに、あるいは器械によるサポートを受けつつやっていた呼吸を、器械に頼らず自分でできるようになる、ということです。
- 多くの場合、離脱は抜管と同時に行われ、ほぼ同義に使われていることもありますが、ここでは器械に頼るかどうかで離脱を定義します。

- で、そのやり方ですが、施設により、ドクターにより、まちまちであるのが現状ではないでしょうか。私もそんなに多くの現場を見てきたわけではないので、全国の現状とかよく知りませんが、乏しい経験からも結構適当というか、フィーリングでやっている現場を見てきました。

自発呼吸トライアル（SBT）

- 人工呼吸器から離脱することが可能かどうか、患者さんの呼吸状態を評価する方法として、自発呼吸トライアル spontaneous breathing trial：SBT というものがあります。
- これは、昔でいうところの on-off を洗練させたもので、現在ではエビデンスも揃い、やり方も標準化され、医師以外のメディカルスタッフ（臨床工学技士、看護師など）が関与することで、離脱までの期間が短縮されることが示されています。

- 私が習った昔の on-off は、1 日数回、おそるおそる呼吸器を外して T ピースに付け替え、しばらく大丈夫そうならひと休みし、だんだん時間を延ばしていく…というものでした。
- その後登場した SIMV や PSV は、徐々に呼吸補助や支持を減らしていけるので、無理なくスムーズに離脱できるような気がします。実際、診ている方は（特に専門外？の先生は）それほどドキドキせずに診ていられる、というメリットがあるかも知れません。
- しかし、SBT のプロトコルが確立しだしてから（それでもずいぶん前ですが）、離脱までの期間を比較した比較試験で、プロトコル通りにやった SBT が SIMV や PSV での離脱に比べて有意に離脱までの期間が短かった、という結果が出たのです。

- そこで、いつ病棟に現れるかわからない医師任せにせず、医師以外のメディカルスタッフの観察下に、どんどん離脱の方向へ、というのが現場での方向性だと思います。もちろん、現場の医師やスタッフが呼吸管理の充分な知識と経験を持っていることが必要条件です。
- また、SBT だと成功＝抜管、となりますが、その後やっぱりしんどい＝再挿管ということもありますから、すぐに再挿管できる体制も必要でしょう。

- となると、スタッフ面でなかなかハードルが高く、今でも SIMV ＋ PSV で徐々にサポートを減らしていく、という安全策をとる現場は多いと思います。多少離脱は遅れますが、数日の差だし…。

SBT の開始基準・方法

- SBT の開始基準は報告によって多少差がありますが、ここでは中庸の値をお示しします。
    - 原疾患が治療により改善している
    - 痰の喀出が可能
    - PEEP ＜ 5 cmH$_2$O
    - P/F 比 ＞ 200
    - 血行動態が安定（昇圧剤が不要）
    - 意識清明
    - 1 回換気量が充分ある

- 上記を満たすようなら、T ピース、または CPAP（＋ PSV：せいぜい 5 cmH$_2$O まで）に切り替え、**30 分～ 2 時間程度**見守ります。それで呼吸や循環動態の乱れがなく、苦しくなさそうであれば OK という基準であります。SBT をやっている間に具合が悪くなれば、仕切り直しとなります。

呼吸管理の原則（まとめ）

- 人工呼吸管理の基本戦略（第6章）と、人工呼吸器の設定（本章）について、基礎的なことを学んできました。以降の章は、いよいよ動脈血ガス分析の結果と病態をふまえて呼吸管理を考える、実践編に入っていきます。

- その前に、少しだけおさらいします。ごくごくシンプルにまとめますと…

❶ 自発呼吸があるかないかによって、モードを決定する

- 自発がなければ CMV（A/C）
- 自発がある程度あれば SIMV + PSV
- 自発がしっかりしていて器械によるコントロールが不要であれば CPAP + PSV

❷ 動脈血ガスのアセスメントをする

- 酸素が問題であれば、F_IO_2（できるだけ早く60％より下げる）と PEEP（血圧とプラトー圧に注意）を調節する。
- 二酸化炭素が問題であれば、分時換気量を増やすよう設定を調節する。
- その場合、1回換気量を上げたければ PC 圧、PS 圧を上げる。呼吸回数は（無効換気を考慮して）あまり上げすぎない。

肺炎について考える前に、そもそも炎症とは？

人工呼吸の原理を学んだところで、いよいよ各論・実践編です。実際に疾患によってどのような呼吸管理を行うか、考えていきましょう。

- まずは最もポピュラーな疾患である、肺炎を取り上げます。肺炎の呼吸管理を考えていくためには、当然のことながら、その病態生理を知らなければなりません。ここでは、そもそも炎症とはなんぞや、というところからさかのぼってご説明します。

そもそも炎症とは

- **肺炎球菌**など、通常は肺内にいない細菌が経気道的に肺胞内に入ってきて、その場所で増殖する。で、その菌を排除するために「**炎症**」が起こるわけです。炎症は、局所へ白血球（主に**好中球**）を動員し、細菌と戦わせた結果、起こるものです。

- 炎症といえば、古典的な4徴、というのがありましたね。
    - **発赤**（ほっせき）
    - **熱感**（ねつかん）
    - **腫脹**（しゅちょう）
    - **疼痛**（とうつう）

- なぜこれらの現象が起こるかというと、炎症局所では
    - 局所の血管が拡張して血流が増える
    - 局所の血管透過性が亢進して血漿(しょう)が組織にあふれ出し、浮腫が生じる

    からです。

- 血流が増えると発赤や熱感が生じ、局所に浮腫が起こると腫脹して痛みが出てくるわけです。これは普通の、組織が密に存在する部位で炎症が生じた場合のお話です。
- それでは肺に炎症が起きると、どうなるのか。次項に続きます。

肺炎の起こり方 ❶
浸出液が連続性に肺胞を埋めていく

- 肺は普通の組織と異なり、肺胞という小さな袋が多数積み重なった組織です。つまり、スカスカです。もし血流が増えても、スカスカだと腫脹、疼痛は起こりにくそうですね。腫脹や疼痛は、みっちり詰まった組織に浮腫が起きたり、圧力がかかったりすると生じる現象だからです。

- そういうスカスカの場所で炎症が起こると、どうなるか。
    - 局所の血管が拡張して血流が増える
    - 局所の血管透過性が亢進する

- 特に後者の、血管透過性の亢進が大事です。血管透過性とは、毛細血管の壁を作っている上皮細胞の間を水分（血漿成分）がしみ出す、その「しみ出しやすさ」のことです。炎症が起こると、血管透過性が亢進して組織に血漿が出て行き、その血漿に乗って局所に好中球や他の白血球が動員されるわけです。

細菌の増殖・拡散

- 肺胞の中で細菌がどんどん増えると、Kohn孔（コーン）という、肺胞と隣の肺胞の間に空いている孔を通って細菌があふれ出し、隣の肺胞へ、また隣の肺胞へと拡がっていきます。
- 細菌はまた気管支を通じて、少し離れた肺胞へも移動します。こうして連続性に肺胞が侵されていきます。

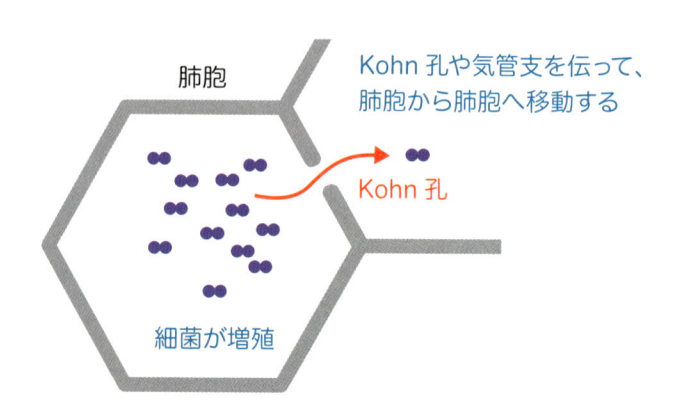

肺胞

Kohn孔や気管支を伝って、肺胞から肺胞へ移動する

Kohn孔

細菌が増殖

連続性に肺胞が侵される

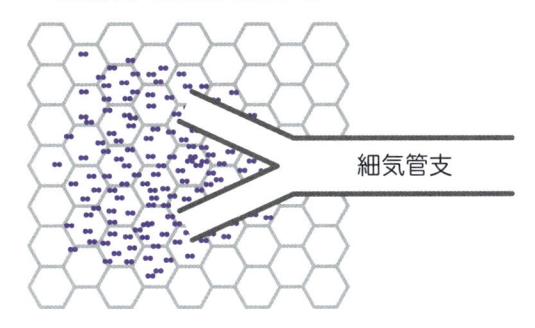

細気管支

- 肺胞危うし！ そこへ、救世主の好中球や他の白血球が登場します。いやその前に、血管透過性が上がって血漿があふれ出し、好中球たちを導くのです。

肺胞内が水びたしになる

- あふれ出した血漿はどこに行くのか。当然、肺胞腔にドボドボ溜まっていきます。このように血管内から出てきた液体を**浸出液**といいます。白血球やマクロファージを遊走させる刺激因子（サイトカイン、ケモカイン）も産生され、好中球たちを肺胞腔内に呼び込み、細菌と戦ってもらうわけです。

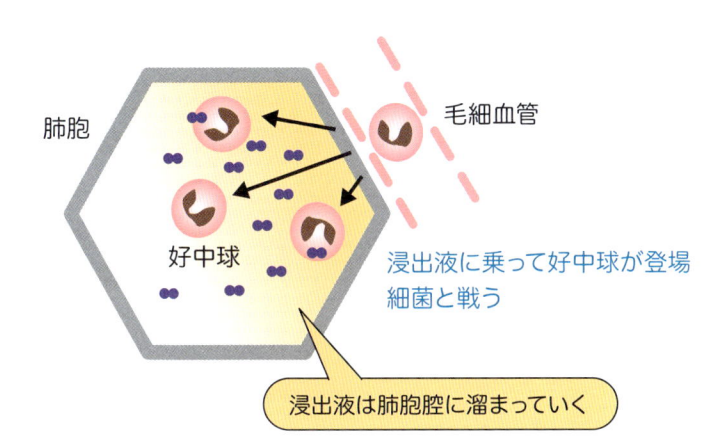

肺胞　好中球　毛細血管

浸出液に乗って好中球が登場
細菌と戦う

浸出液は肺胞腔に溜まっていく

- 細菌は連続性に肺胞を侵しているわけですから、浸出液があふれ出して好中球たちがやってくるのも連続した肺胞になります。こうして、**連続性に肺胞が水びたしになり**、そこで好中球たちが戦います。

肺炎の起こり方 ❷
肺胞が埋まると換気血流不均衡に

肺炎でミスマッチが起こる理屈

- 細菌を取り込んだ好中球たちはやがて死んでいき、肺胞内はその死がいでいっぱいになります。すると、最初は透明であった浸出液が白く濁ってきて、**膿性痰**となって喀出されるようになります。細菌の出す色素によっては、膿に特徴的な色が付くこともあります。

- 痰の色はここでは重要ではありません。それより大事なことは、浸出液によって肺胞が埋め尽くされると、その肺胞には空気が入らなくなり、**換気が行われなくなる**ということです。そう、換気が悪化して血流とミスマッチを起こすのです。

- はい、思い出してください ➡ **換気血流不均衡**（53 ページ）。換気と血流がミスマッチを起こすと、低酸素になるのでした。

低酸素になると…

- 低酸素になると生命の危険が生じて大変困るので、身体にできることとして**低酸素性肺血管攣縮** hypoxic pulmonary vasoconstriction：HPV（80 ページ）が起こって、不均衡状態を是正しようとしますが、それではなかなか追いつきません。

- また、動脈血内の酸素量が減りますから、組織に単位時間あたり送ることができる酸素の量を減らさないように、心拍出量を増やすべく、**心拍数**が増えます。心拍数は発熱によっても増えます。

- それから、呼吸中枢が指令を出して**呼吸数**を増やし、換気量を増やします。これも多少は役に立つものの、水びたしになって減ってしまった肺胞の分を補うまでは至らないでしょう。

肺炎の起こり方 ❸
病変部の肺は硬くなる

- 肺組織は、肺胞という小さな袋の集合体なので、本来は柔らかいものです。ですから、普通に呼吸しているときは、なめらかに大きくなったり小さくなったりします。

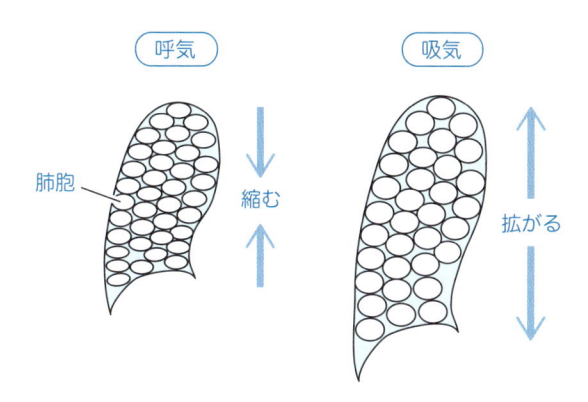

呼気　縮む　　吸気　拡がる
肺胞

- 肺炎になって、肺胞内が浸出液で満たされると、どうなるか。その部分は空気の出入りがなくなり、あたかも肺自体が硬くなったかのようです（**肺の硬化**）。しかし、そうなるのは病変部だけで、健常部はこれまで通り空気が出入りします。

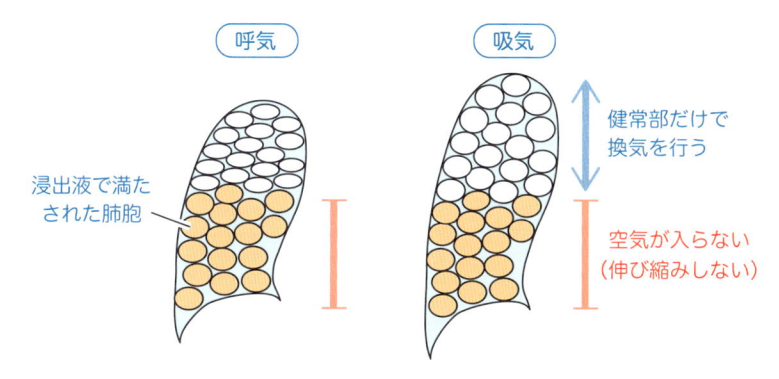

呼気　　吸気
浸出液で満たされた肺胞
健常部だけで換気を行う
空気が入らない（伸び縮みしない）

- 残った健常部で換気を行うわけですから、肺炎の範囲が広くなれば健常部が小さくなり、より小さな肺で呼吸をしなくてはならなくなります。人工呼吸管理をする際には、この「**健常部が小さくなる**」イメージが大事です。
- 著しい肺炎では、同じ量の空気を入れても気道内圧は上昇しやすく、同じ圧で押しても換気量は低下しやすくなります。そのため、基本戦略（106ページ）通り PEEP を上げて有効肺胞数を増やし、プラトー圧を低めに維持します。モードは PCV の方がわかりやすく設定しやすいと思います。

8　肺炎の病態と呼吸管理

肺炎の病態（まとめ）

- 肺炎のガイドラインでは、重症度を見る指標としていろいろな項目があります。英国の CURB-65 では**呼吸数**が挙げられていますが、日本呼吸器学会の成人市中肺炎診療ガイドラインでは **SpO$_2$** となっています。

  「呼吸数が多いと肺炎の予後が悪い」というエビデンスがあって CURB-65 の基準が決まったわけですが、それを日本のガイドラインに導入する際に、「呼吸数は臨床の現場で測定されていない」「でも SpO$_2$ は普及している」という、なんともアレな理由から採用見送り、SpO$_2$ に決まったそうです。

- まあ、結果としてはどちらもほぼ同じことで、低酸素になれば頻呼吸になりますから、それでいいでしょう。

- 肺炎のために有効な肺胞数が減っても、頻呼吸になれば分時換気量が保たれ、二酸化炭素はちゃんと排出されます。ですから低酸素でも高二酸化炭素にはならない、**Ⅰ型呼吸不全**となります。

- ここまで述べてきた、肺炎の病態についてまとめますと…

呼吸生理の観点から

- 肺胞が浸出液で水びたしになる
- 結果、換気に参加する肺胞の数が減る
- そのため換気血流不均衡（ミスマッチ）が生じて低酸素になる
- 呼吸中枢が低酸素を感知して呼吸数を増やす

循環生理の観点から

- 心拍数が増える
- 肺炎の起こっている局所の血管が攣縮し、血流が低下する
  （ただし、通常肺炎の起こる範囲は肺全体からするとそれほど広くないため、肺高血圧などは目立たない）

肺炎治療の原則

- 細菌性肺炎の治療は、原因菌を排除するための抗菌薬の使用、そして悪化した全身状態を整えるための治療です。
- 呼吸生理的には後者への対処が重要です。基礎に COPD など II 型呼吸不全の要素がない症例であれば、**基本的には I 型呼吸不全、低酸素への対処**になります。

- 初診時であれば病歴を確認し、SpO_2 とともに血ガスを採って、
  - II 型呼吸不全の要素があるかないか
  - 逆に CO_2 が飛んでアルカローシスになっていないか
  - HCO_3^- は代償しているかどうか

  などを確認し、酸素投与が安全に行えるか判断します。

- CO_2 貯留がなければ、遠慮なく酸素を投与します。投与して SpO_2 がどの程度改善してくるかを見ながら、

  鼻カニュラ ➡ シンプルマスク ➡ リザーバーマスク ➡ ネーザルハイフロー

  の順に F_IO_2 を上げていきましょう。

- ネーザルハイフローが使えない、PEEP をかけたい、などの事情があれば、鼻マスク、あるいは挿管下での人工呼吸管理を選択することもあるかも知れませんが、最近では低酸素血症の治療に人工呼吸管理を用いることは、ずいぶん減ったように思います。

  では、実際の症例を通して、治療の流れを紙上体験してみましょう。

実際の肺炎症例を診てみよう

症例提示

- **症例** 80歳代　男性

- **主訴** 発熱、全身倦怠感、咳嗽

- **現病歴** COPDで通院中の症例。6日前から全身倦怠感と咳嗽を認めていた。2日前に増悪し、発熱、喀痰増加、呼吸困難が出現した。自宅にて様子を見ていたが軽快しないため、本日、外来を受診した。SpO_2は90％に低下、胸部Xpにて右下肺野の浸潤影出現を認め、細菌性肺炎と判断したため即日入院となった。

- **既往歴** COPDで当科通院中
  30歳頃、交通事故で骨盤骨折あり
  2002年、狭心症でステント挿入
  排尿困難で近医泌尿器科にて内服加療中

- **生活歴** 喫煙65年×20本
- **アレルギー** 納豆

- **入院時身体所見**
  身長 162 cm　体重 63 kg　BMI 24.2
  BP 147/70 mmHg　PR 104 bpm　BT 38.1℃　RR 22回
  SpO_2 88%（room air）

  眼瞼結膜貧血なし　眼球結膜黄染なし
  頚部リンパ節触知せず　頚静脈怒張なし
  顔面感覚異常なし　咽頭発赤軽度／疼痛なし　挺舌正常
  心音：整、雑音なし
  肺音：両側でwheezes（++）、右側でcrackles（±）
  腹部：平坦・軟、圧痛なし、腸蠕動音正常
  四肢：浮腫・冷感なし、両上肢第1指の振戦を認める

- 入院時血液検査所見

Ht	33.4	L	AST	185	H	Na	138	
Hb	11.6	L	ALT	138	H	Cl	107	
RBC	359万	L	LDH	322	H	K	3.9	
WBC	7400		ALP	356		BUN	9.8	
Plt	21.3万		γ-GTP	106	H	Cr	0.69	
TP	7.1		T-Bil	0.84		eGFR	82.2	
Alb	3.5	L				CRP	16.06	HH

- 動脈血ガス分析

pH	7.476
$PaCO_2$	28.4 Torr
PaO_2	74.7 Torr
HCO_3^-	20.7 mmol/L
CO_2	21.5 mmol/L
BE	−1.7
Glu	214 mg/dL
Lac	15 mg/dL

- 胸部X線写真　右下肺野に前回見られなかった浸潤影を認める

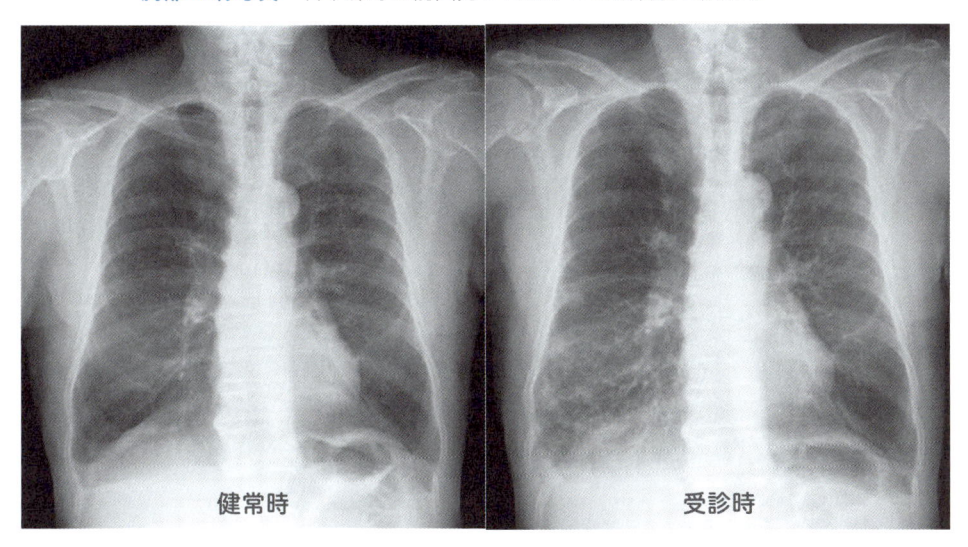

健常時　　　　　　　受診時

- 喀痰グラム染色　グラム陽性球菌の好中球貪食像を認める

肺炎症例の呼吸管理

- 前項でお示しした症例について、まずは血液ガス分析の評価をしましょう。ゆっくり手順を追いながらやってみます。

pH	$PaCO_2$	PaO_2	HCO_3^-
7.476	28.4 Torr	74.7 Torr	20.7 mmol/L

まずは pH を確認

- pH < 7.350：アシデミア
- 7.350 ～ 7.450：正常範囲
- pH > 7.450：アルカレミア

- 本症例は pH 7.476 ですから、**アルカレミア**になっています。

続いて $PaCO_2$ と HCO_3^- を確認

- $PaCO_2$ < 35 ➡ 呼吸性アルカローシス（PaO_2 も要確認）
    - この場合、HCO_3^- ≒ 24 ➡ 急性呼吸性アルカローシス
    - HCO_3^- < 22 ➡ 呼吸性アルカローシスを代謝性に代償

- HCO_3^- > 26 ➡ 代謝性アルカローシス
    - この場合、$PaCO_2$ ≒ 40 ➡ 急性代謝性アルカローシス
    - $PaCO_2$ ≫ 45 ➡ 代謝性アルカローシスの呼吸性代償

- 本症例は $PaCO_2$ 28.4 Torr、HCO_3^- 20.7 mmol/L ですから、
    - $PaCO_2$ < 35 ➡ **呼吸性アルカローシス** かつ
    - HCO_3^- < 22 ➡ **代謝性アシドーシスで代償している状態** です。

呼吸性アルカローシスの解釈

- 呼吸性アルカローシスになる原因は、次のようなものがあります。
  - PaO_2 の低下による頻呼吸
  - 情動変化、疼痛の存在
  - 薬剤摂取

- 本症例は、PaO_2 が 74.7 Torr と低下し、呼吸数が 22 回と**頻呼吸**になっています。肺炎による PaO_2 の低下が頻呼吸を引き起こし、$PaCO_2$ が低下したと考えられ、数日間の経過中に HCO_3^- が低下し**代償**している状態、と解釈できます。

呼吸管理の考え方

- こういう状況であれば、問題は低酸素だけですから、治療の中心は F_IO_2 を上げる、すなわち**酸素投与**ということになります。

- 基礎に低換気となる疾患がなく、現在頻呼吸であれば、SpO_2 を見ながら遠慮なく酸素を投与しましょう。ローフローシステムで足りなければ、**ハイフローシステム**ないし人工呼吸管理を考慮します。

- F_IO_2 を 100%にしてもまだ酸素が不足するようであれば、**PEEP** をかけなければなりませんから、人工呼吸管理となります。そういう状況では、おそらく広範囲の肺炎でしょうから、肺の硬化（*137 ページ*）は著しいでしょう。

ノーと言わない対応

　お客様の要望にノーと言わない、それがホスピタリティの基本である、と言われます。医療の現場では難しいこともあると思いますが、実は考え方ひとつで十分可能なことなのです。もちろん修練が必要ではありますが…。

　当然、患者さんの要望には、できること、できないことがあります。ただ、できないことを頭ごなしに「できません」と言うのは、ホスピタリティとしてどうなのか。言われた方は、自分の存在を否定された気分になります。

　「調べてみましょう」とワンクッションおいて、代案とともに回答すれば、ある程度納得して頂けるのではないか、ということです。

　一例として、癌の患者さんが民間療法や代替療法を探してこられた場合を考えてみましょう。往々にして診察室でなされる会話で、

　「○○を試してみたいのですが…」

　「それは無理ですね」「やめておいた方がいいです」「認められていません」

みたいに、頭ごなしに否定されてはいないでしょうか。

　患者さんは、わらにもすがる思いでいろいろな療法を探し求め、勇気を持って主治医に「○○はどうでしょうか」と切り出してみた。そこで頭ごなしに否定されては、ネガティブな感情が生まれるのも無理はありません。

　のみならず、否定されたものですから、医師に内緒で健康食品やサプリメントを使用して、相互作用が起こったり…。医師－患者コミュニケーションがとれていないケースでしばしばそのようなことが起こっています。

　「○○を試してみたいのですが…」

　「○○ですか。私は使用経験がないのでわかりません。少なくとも、広く認められた効果があるとは聞いていませんね。ちょっと調べてみましょうか」

　「やはり、直接的な効果は証明されていないようです。今使っている薬と併用してどうなるかもわかっていません。ですから私の立場としては、太鼓判を押すわけにはいかないんですよ」

　「他に有効な治療法がない状況で、すがってみたいというお気持ちはわかります」

　頭ごなしに否定せず、話し合って落としどころを見つける、というホスピタリティの基本に忠実であれば、行き違いやトラブルも少なくなると思います。そういう態度は患者さんのためでもありますが、結局は自分のためでもあるのです。

間質性肺炎について考える前に、そもそも間質とは？

- 前章で取り上げた、いわゆる肺炎（実質性肺炎）とは少し異なり、間質性肺炎はその名のとおり間質に炎症が起こります。

　…… 実質、間質ってナンヤ？

- 実質とは、その臓器がなすべきことをやっているところです。腎臓だったら血液の濾過、肺だったらガス交換ですね。ですから、肺における実質とは、肺胞上皮細胞とそれに囲まれた肺胞腔（空気）のことなのです。
- 一方、その実質と隣の実質をつないでいる接着剤といいますか、肺胞中隔にあたるものを間質といいます。間質は結合組織などで構成されています。

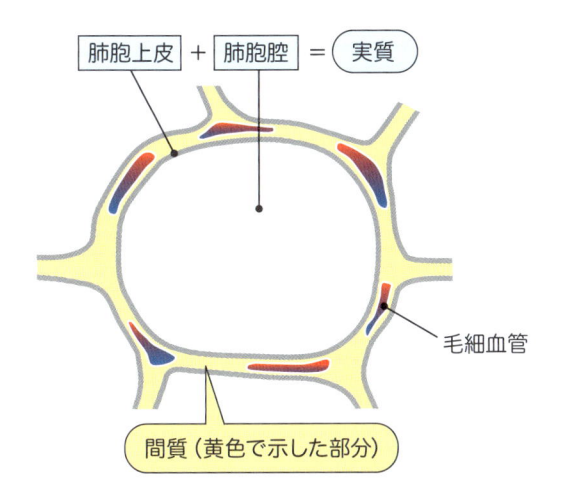

肺胞上皮 ＋ 肺胞腔 ＝ 実質
毛細血管
間質（黄色で示した部分）

- 模式図として描くとこんな感じ。

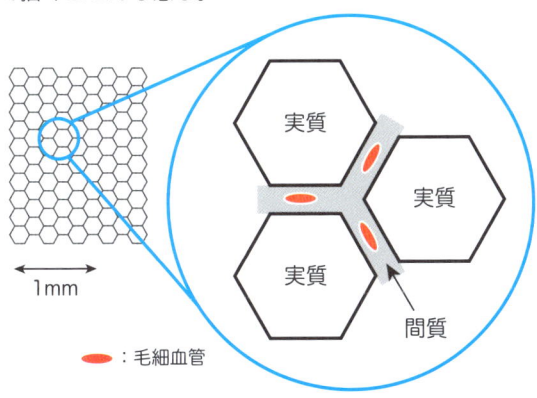

1mm
実質
実質
実質
間質
：毛細血管

間質性肺炎の起こり方 ❶
浸出液が間質に出て浮腫を起こす

- 間質に、さまざまな原因によって炎症が起こる。これが間質性肺炎です。
- 原因はいろいろありますが、最近注目されているのは**薬剤**（特に生物学的製剤や分子標的薬）、**感染**（細菌以外）、それに**膠原病**です。原因がない、あるいは不明である「**特発性**」群も一定の割合を占めています。

間質の浮腫

- 間質性肺炎は細菌性肺炎とは異なり、「敵」と直接戦うことで起こる炎症ではなくて、何らかの原因で免疫が狂ったことによって起こる炎症です。
- 炎症が起こる現場は実質ではなく間質で、やってくるのは好中球ではなくリンパ球が多いです。浸出液が間質内に出てくることで**間質が浮腫を起こし、分厚くなる**のが最大の特徴です。

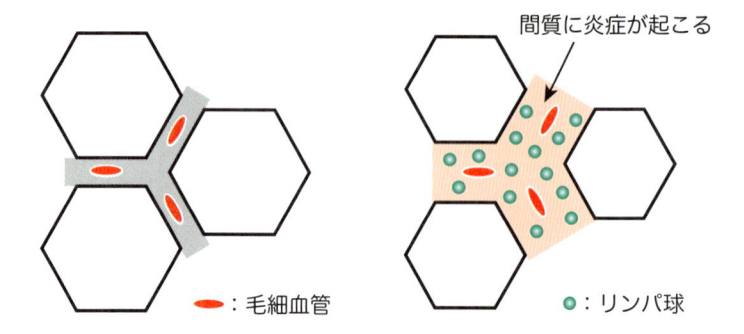

●：毛細血管　　○：リンパ球
（間質に炎症が起こる）

- 浸出液が出てくる場所が異なること、それにその後の反応から、結果として起こってくる現象も細菌性肺炎とはずいぶん違ってきます。

> - 痰が出ない
> - 拡散障害が起こる ➡ 労作時に著しい低酸素になる
> - 線維化を起こす

- 細菌性肺炎では肺胞腔にじゃばじゃば水が出てきて、それが痰となりましたが、間質性肺炎では間質に水が出て組織の浮腫を引き起こすものの痰として喀出されることはない、という理屈です。

拡散障害

- 間質性肺炎では**拡散障害**になりますが、その説明は長くなりますので第3章（61ページ）を見てください。一言でいうと、間質が浮腫のために厚くなり拡散距離が長くなって、酸素の拡散効率が悪くなります。

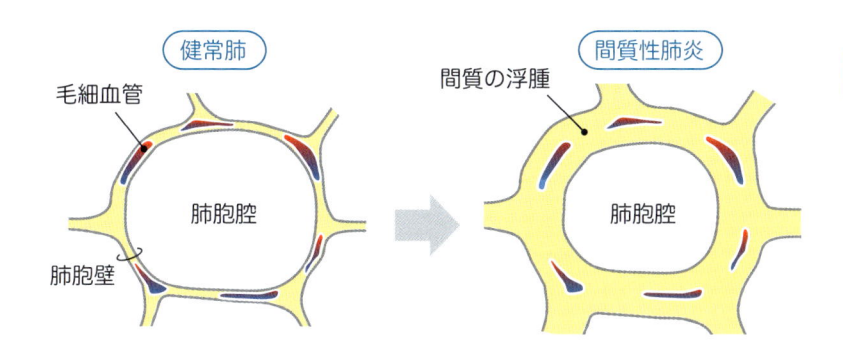

健常肺　　間質性肺炎
毛細血管　　間質の浮腫
肺胞腔　　肺胞腔
肺胞壁

- 拡散障害の結果、低酸素血症になりますので、細菌性肺炎と同じく呼吸数や心拍数が増加します。すなわち、組織に送る酸素の量を減らさないように、心拍数を上昇させて心拍出量を増やします。それから、呼吸中枢の指令で呼吸数を増やし、換気量を増やします。

- なお、二酸化炭素の拡散スピードは酸素より20倍ほど速いので、拡散障害があっても比較的末期になるまできちんと排出されます。ですから通常は低酸素になっても高二酸化炭素にはならない、**Ⅰ型呼吸不全**となります。

間質性肺炎の起こり方 ❷
間質が線維化を起こす

- 間質性肺炎が細菌性肺炎と異なる点、もう１つは線維化です。

進行すると線維化が起こる

- 間質性肺炎のうちの少なからずのものが、間質内に生じた炎症が炎症だけでは済まず、間質にある線維芽細胞が活性化されて膠原線維を産生します。
- 増殖した膠原線維は、やがて周囲を引っ張り込みながら縮み、硬くなっていきます。これが「線維化」と呼ばれる病変の正体です。

間質に線維化が起こると…

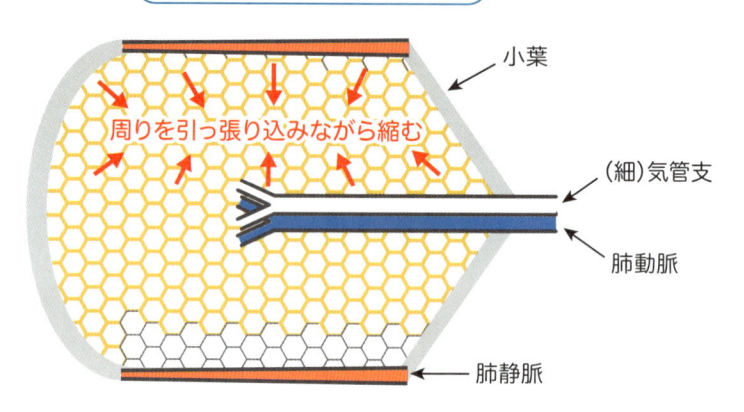

周りを引っ張り込みながら縮む

小葉
(細)気管支
肺動脈
肺静脈

「膠原線維」って何でしたっけ？　そう、コラーゲン線維のこと。伸展性はないけれど引っ張りには強い、丈夫な線維のことでした。一方、良く伸びるのはエラスチンからなる「弾性線維」でしたね。

線維化が起きたエリアはどうなる？

- 線維化が起こると肺胞壁が縮みますので、肺胞腔はつぶれてぺちゃんこになります。

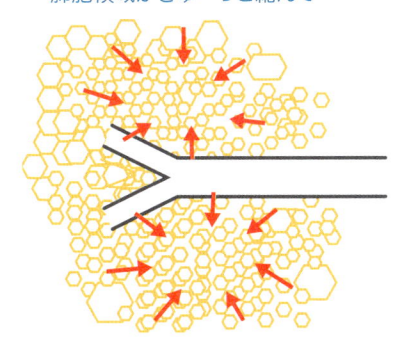

肺胞領域がぎゅーっと縮んで…

- 一部は周りに引っ張られて広がり、袋のような空間（嚢胞）ができます。また、肺胞領域が縮みますので、気管支・細気管支は引っ張られて拡張します。

引っ張られることで空間ができ…

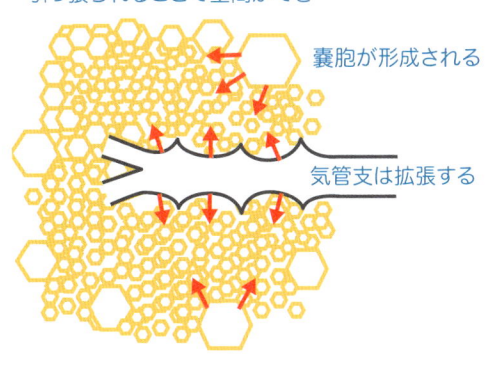

嚢胞が形成される

気管支は拡張する

- 結果、**カチカチの線維化**の中にそこそこの大きさ（数 mm 以上）の**嚢胞**が形成され、そのエリアが硬くなってくるのです。

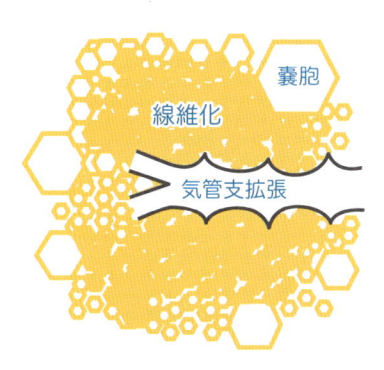

嚢胞
線維化
気管支拡張

間質性肺炎の起こり方 ❸
線維化病変は蜂巣肺をつくる

- 間質性肺炎による典型的な線維化病変は「**蜂巣肺**（ほうそう）」といわれます。肉眼で見たときに「蜂の巣」に見えたからそのような名前が付いています。

    正常な肺胞も、顕微鏡で見れば蜂の巣に見えないこともありません（この本の模式図でも六角形で描いています）。線維化病変は肉眼で蜂の巣に見える、というところがミソですね。

- 嚢胞と嚢胞の間にカッチカチの線維化がある。そのような蜂巣肺を CT で見ると、このように見えます。黒い袋状の嚢胞がたくさん見え、それらの間に白い壁が見えます。その白い壁が線維化です。

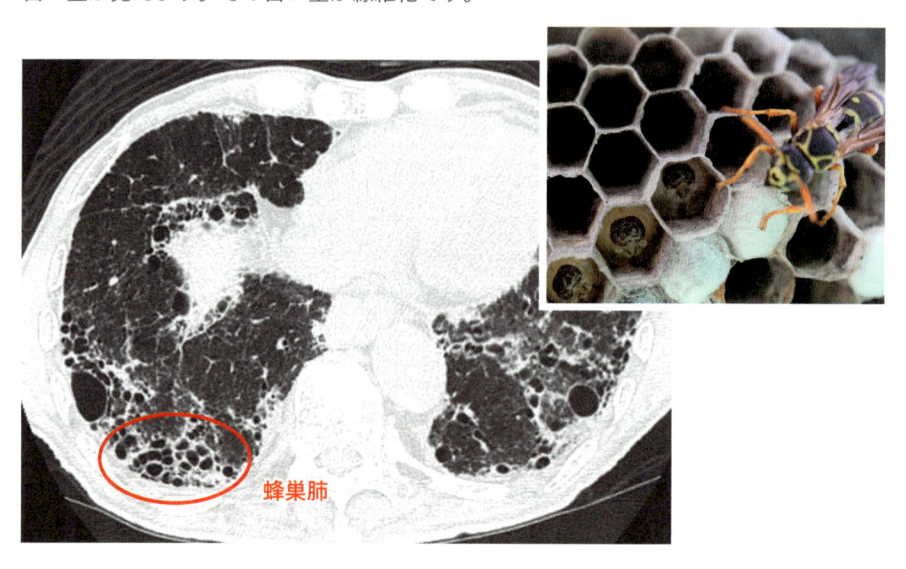

蜂巣肺

- 模式図で描くとこういう感じ。

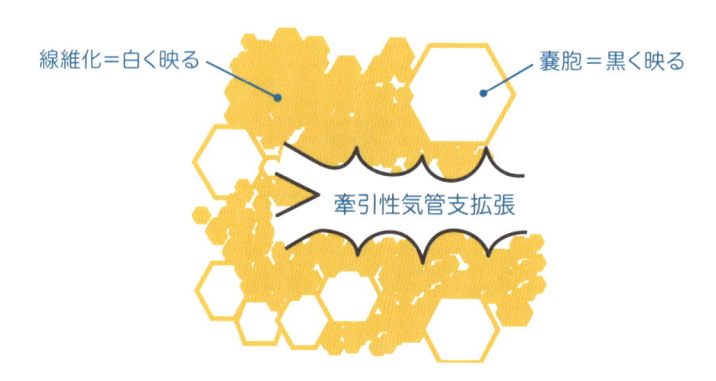

線維化＝白く映る　　嚢胞＝黒く映る

牽引性気管支拡張

線維化病変は縮んで硬くなる

- ここで重要なことは、線維化が起こると「縮んで硬くなる」ということ。囊胞はただの空間ですから特に意味合いはなく、その間の線維化がとにかく硬い、ということです。

- **特発性肺線維症**などでは、線維化は肺の一番よく動く場所、すなわち横隔膜直上や胸膜直下に好発します。つまり、一番よく動くべきところが硬くなって動きにくくなるわけです。

- また、線維化はつぶれた肺胞をたくさん含んでいます。そのため、きちんと換気ができる**有効な肺胞の数は減っています**。

- 一方、気管支は外向き（肺胞領域側）に引っ張られて（牽引されて）拡張します。これを**牽引性気管支拡張**といいます。牽引性気管支拡張の結果、細気管支が拡張し、末梢気道の抵抗が小さくなります。

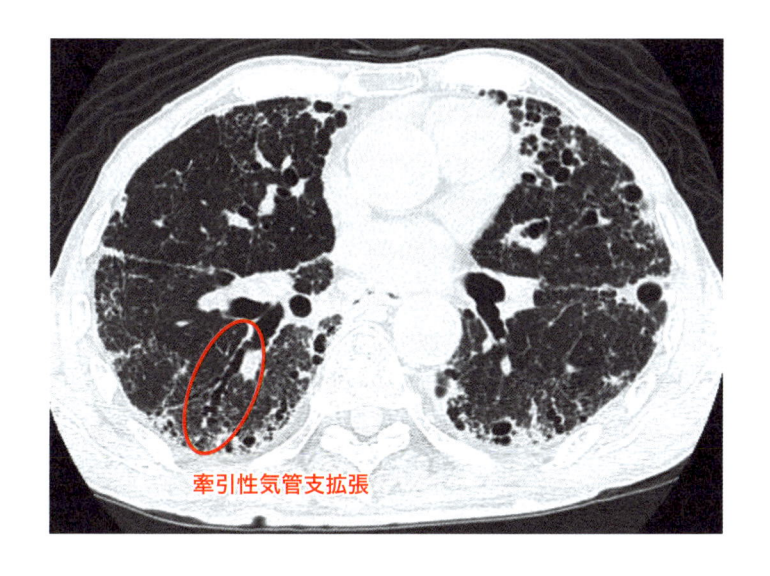

牽引性気管支拡張

間質性肺炎の病態（まとめ）

- ここまで述べてきた、間質性肺炎の病態についてまとめますと…

呼吸生理の観点から

- 肺胞壁に浸出液で浮腫が生じる
- 結果、換気と血流が正常でも拡散障害のため低酸素になる
- 特に労作時の低酸素が著しい
- 呼吸中枢が低酸素を感知して呼吸数を増やす
- 肺が硬くなる＝コンプライアンスが低下し、拘束性障害となる
- 末梢気道が牽引され拡張する＝呼気抵抗が減る

循環生理の観点から

- 心拍数が増える
- 低酸素となっている局所の血管が攣縮し、血流が低下する

ということになります。

では、このような病態の治療はどうするか。次項に続きます。

間質性肺炎治療の原則

- 間質性肺炎の治療は、原因があるかないかで異なります。まず原因が排除できるもの（薬剤、吸入物質など）である場合にはそれを排除するのが第一です。
- とはいえ、原因を排除するだけでは良くならないことも多く、炎症を抑制するために**ステロイド**を使用します。原因が排除できない、あるいは不明である場合にも、治療はステロイド（＋**免疫抑制薬**）です。
- 間質性肺炎の段階ではステロイドが奏効することもありますが、線維化してしまうと治療は困難です。抗線維化薬もありますが、治すというよりも、進行を防ぐという位置づけになります。

- 低酸素への対応は**酸素投与**ということになりますが、基礎に COPD の合併などⅡ型呼吸不全の要素がない症例であれば、普通の肺炎と同様に、酸素を必要なだけ投与、ということになります。

拘束性障害への対処

- 進行例では著しい低酸素になるため、人工呼吸管理を行うこともあるでしょう。その際に問題となるのは、**肺が硬くなる＝コンプライアンスが低下**し、**拘束性障害**となることです。
- 普通の肺炎でも肺の硬化は生じますが、基本的には病変部は局在しており、肺が硬くなるのも一部に限られています。それに対して間質性肺炎・肺線維症では、かなり**広範に肺が硬くなる**のが問題なのです。

- 肺が硬いので、同じ量の空気を入れても気道内圧は上昇しやすく、同じ圧で押しても換気量は低下しやすくなります。
- そのため、permissive hypercapnia（106 ページ）の基本戦略に従って、PEEP を上げて有効肺胞数を増やし、プラトー圧を低めに維持します。モードは PCV の方がわかりやすく設定しやすいと思います。
- また、呼気抵抗は減少するので、後述の COPD のように呼気時間が無駄に長くなる、ということにはなりませんし、多くの場合、CO_2 貯留を気にする必要もありません。

では、実際の症例を通して、治療の流れを紙上体験してみましょう。

実際の間質性肺炎症例を診てみよう

症例提示

- **症例** 70歳代 男性

- **主訴** 乾性咳嗽、右手・肩関節痛

- **現病歴** 関節リウマチに合併した間質性肺炎（抗CCP抗体陽性）に対して2008年よりステロイド加療中。
  1ヵ月前、外来受診時に右中肺野の陰影増大を認めたが、自覚症状に乏しいため治療は変更せず、経過をみるも、さらに陰影増大した。
  1週間前より右手・肩関節の痛みが出現。3日前より乾性咳嗽が出現し、増悪傾向であった。本日外来受診時、低酸素血症と食欲低下、肺野陰影増大を認めたため入院となった。

- **既往歴** 糖尿病（内服治療中）。脳出血後、左半身不全麻痺

- **アレルギー** 生サバ（調理したものは普段から食べている）

- **生活歴** 喫煙20歳から20本/day、61歳で禁煙
  飲酒なし 健康食品摂取なし

- **入院時身体所見**
  BT 37.7℃ BP 120/74 mmHg HR 78 RR 16/min
  SpO_2 93%（room air）
  意識清明
  眼瞼結膜：貧血あり
  頸部リンパ節腫大なし
  肺音：右中肺野背側に coarse crackles、両側下肺野に fine crackles 聴取
  心音：整、no murmur
  右肩関節、右母指関節に圧痛あり
  手指末梢浮腫あり
  下腿浮腫著明（増加傾向） R＜L

◆ 入院時血液検査所見

WBC	1.5万	H	LDH	157		リウマチ因子	93	VH
Seg/Neu	90.3%	H	Na	126	L	赤沈（1hr）	68.0	VH
Plt	45.1万	H	K	5.0	H	プロカルシトニン	0.10	H
Hb	9.3	L	BUN	14.2				
TP	6.9		Cr	0.96				
Alb	2.4	L	CRP	18.22	HH			

◆ 動脈血ガス分析（room air）

pH	7.480
$PaCO_2$	31.9 Torr
PaO_2	66.3 Torr
HCO_3^-	23.4 mmol/L
BE	0.7

◆ 胸部 X 線写真

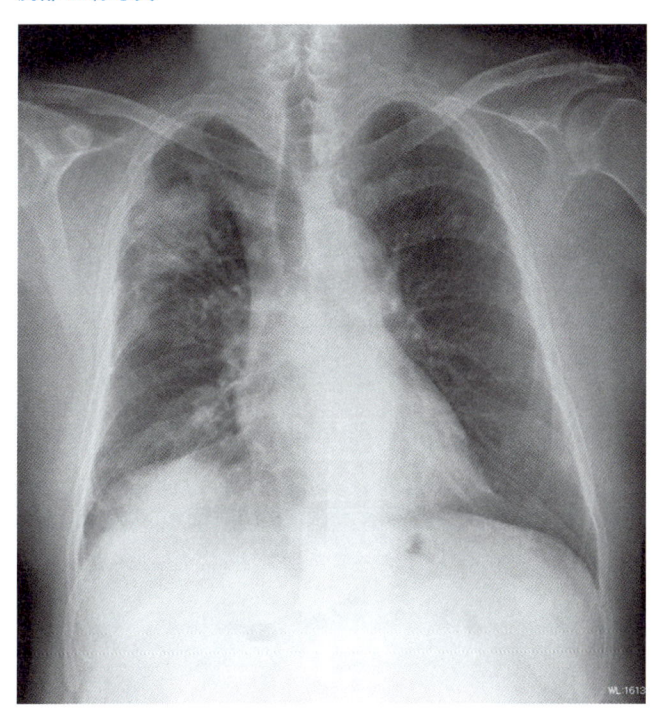

間質性肺炎症例の呼吸管理

◆ 前項でお示しした症例は、基礎にある間質性肺炎が、（感染性）肺炎を契機に増悪した症例です。まずは血液ガス分析の評価をしましょう。ゆっくり手順を追いながらやってみます。

pH	$PaCO_2$	PaO_2	HCO_3^-
7.480	31.9 Torr	66.3 Torr	23.4 mmol/L

まずは pH を確認

- pH < 7.350：アシデミア
- 7.350 〜 7.450：正常範囲
- pH > 7.450：アルカレミア

◆ 本症例は pH 7.480 ですから、**アルカレミア**になっています。

続いて $PaCO_2$ と HCO_3^- を確認

- $PaCO_2$ < 35 ➡ 呼吸性アルカローシス（PaO_2 も要確認）
    - この場合、HCO_3^- ≒ 24 ➡ 急性呼吸性アルカローシス
    - HCO_3^- < 22 ➡ 呼吸性アルカローシスを代謝性に代償

- HCO_3^- > 26 ➡ 代謝性アルカローシス
    - この場合、$PaCO_2$ ≒ 40 ➡ 急性代謝性アルカローシス
    - $PaCO_2$ ≫ 45 ➡ 代謝性アルカローシスの呼吸性代償

◆ 本症例は $PaCO_2$ 31.9 Torr、HCO_3^- 23.4 mmol/L ですから、
  - $PaCO_2$ < 35 ➡ **呼吸性アルカローシス**　かつ
  - HCO_3^- ≒ 24 ➡ **急性呼吸性アルカローシス**　です。

呼吸性アルカローシスの解釈

- 呼吸性アルカローシスになる原因は、次のようなものがあります。
    - PaO_2 の低下による頻呼吸
    - 情動変化、疼痛の存在
    - 薬剤摂取

- 本症例は、PaO_2 が 66.3 Torr と低下していることから、間質性肺炎による PaO_2 の低下があり、(診察時には頻呼吸でなかったものの)血ガス採取時には頻呼吸で $PaCO_2$ が低下、これらの出来事が数日以内に起こったために HCO_3^- の代償がまだ始まっていない、という解釈ができるかと思います。

呼吸管理の考え方

- 普通の肺炎と間質性肺炎では、炎症が起こっている場所が異なるために、現象としてみられる出来事は違いますが(痰が出る⇔出ない、換気血流不均衡⇔拡散障害)、結果として起こる「高二酸化炭素血症のない低酸素血症」は同じです。
- したがって、間質性肺炎の場合も、問題は低酸素だけですから、治療の中心は F_IO_2 を上げる、すなわち酸素投与ということになります。

- 間質性肺炎では呼気抵抗は減少するので、多くの場合、CO_2 貯留を気にする必要はありません。もちろん COPD の合併があったりすればこの限りではないので血ガスの確認は必要ですが、基本的には(SpO_2 を見ながら)遠慮なく酸素を投与する方針でいいでしょう。ローフローシステムで足りなければ、ハイフローシステム〜人工呼吸管理を考慮します。

- F_IO_2 を 100％にしてもまだ酸素が不足するようであれば、PEEP をかけなければなりませんから、人工呼吸管理となります。その際に問題になるのは線維化の影響です。線維化によって肺が硬くなるとコンプライアンスが低下し、拘束性障害となります。
- 肺が硬いということは、同じ量の空気を入れても気道内圧は上昇しやすく、同じ圧で押しても換気量は低下しやすくなる、ということです。そのため、permissive hypercapnia (106 ページ)の基本戦略に従って、多少 TV は低下しても(CO_2 が貯留しても)pH 異常にならない限りは気にせず、それよ

りプラトー圧が上がりすぎないように低めに設定します。そういう意味でも、モードは **PCV** の方がわかりやすく設定しやすいでしょう。

- 酸素化を良くするためには **PEEP** を上げて有効肺胞数を増やす必要があります。気道内圧と血圧に注意しつつ、大胆に PEEP を上げましょう。ちなみに 20 cmH$_2$O くらいまで上げた研究でも、特に大きな問題はなかったようです。

COPDの起こり方 ❶
肺胞壁が壊れるとどうなるか

- COPDの本態は、主にタバコの煙によって、少しずつ肺胞壁が壊れていくというものです。
- 毎日タバコの有毒ガスを吸い込むことによって、肺胞壁に存在する**プロテアーゼ**（蛋白分解酵素）が賦活化され肺胞壁が徐々に分解される、**アポトーシス**が引き起こされて肺胞壁が破壊される、ということが起こっています。

正常な肺胞は弾性収縮力を持つ

- 正常肺においては、肺胞壁内の**弾性線維**が常に縮もう縮もうとしていて、細気管支の壁を外向きに引っ張っています（44ページ）。この力を**弾性収縮力**と言います。

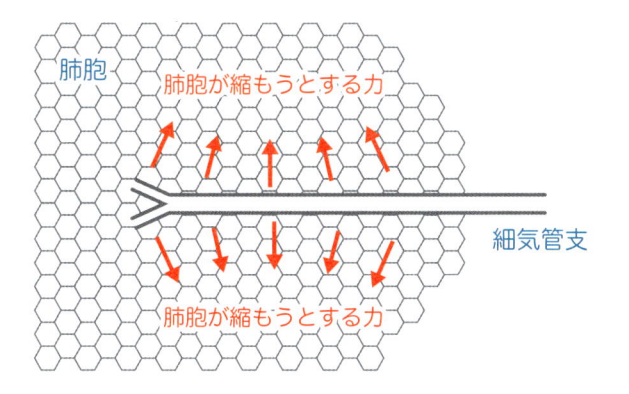

肺胞
肺胞が縮もうとする力
細気管支
肺胞が縮もうとする力

- 呼気時には、弾性収縮力によって肺胞領域が縮み、肺胞内の空気を押し出します。そのとき細気管支は、周囲の肺胞に引っ張られることで虚脱せず、スンナリ息を吐くことができます。

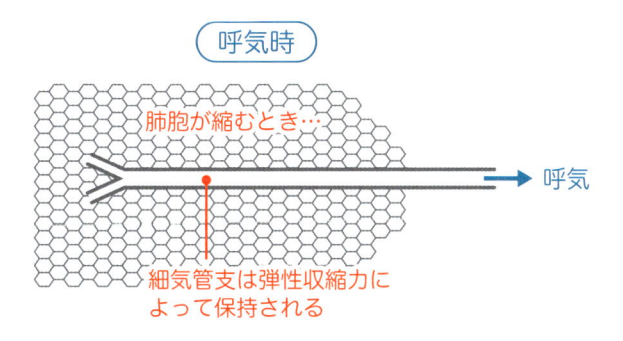

呼気時
肺胞が縮むとき…
呼気
細気管支は弾性収縮力によって保持される

COPDでは肺胞が縮みにくくなる

- それがCOPDになると、肺胞壁が破壊されるわけです。肺胞壁が壊れたところは図のように空間ができます。肺の中に空気のカタマリ（腫）ができたように見えることから、「肺気腫」と名付けられました。

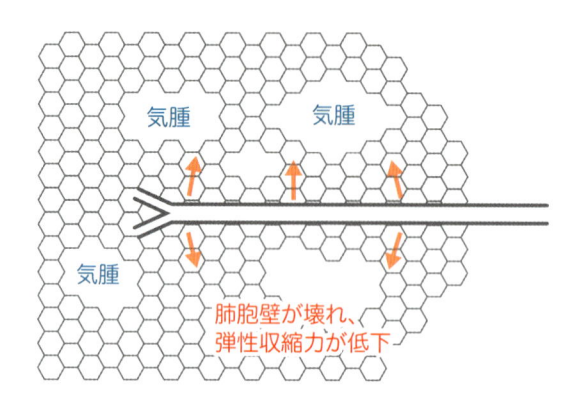

気腫　気腫
気腫
肺胞壁が壊れ、
弾性収縮力が低下

- そうなると、肺胞壁内の弾性線維も破壊されるわけですから、「肺胞が縮もうとする力＝弾性収縮力」が減ることになります。そのため、呼気時に肺胞が縮みにくくなります。また、細気管支も支えを失い、虚脱してしまいます。

（呼気時）

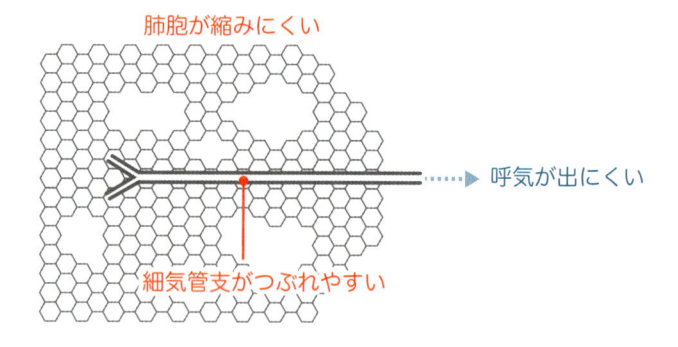

肺胞が縮みにくい

呼気が出にくい

細気管支がつぶれやすい

- 本来、呼気時には弾性収縮力で肺が縮む、その力で息を吐いているわけですが、縮む力がなくなると息を吐きにくくなります。そこで身体は、内肋間筋（39ページ）や腹直筋をはじめとする腹壁筋を収縮させ、胸腔を陽圧にして肺を縮めようとします。
- しかし陽圧をかけても肺胞は縮まず、その力は細気管支（支えが少ない）にかかってしまいます。そのため細気管支は押しつぶされ、かえって呼気が出にくくなります。これが「閉塞性肺障害」のメカニズムです。

COPDの起こり方❷
低酸素血症と拡散障害が起こる

気道抵抗が増え、呼気が出にくくなる

- COPDでは、息を吐くのに努力を必要とするようになります。息を吐こうと頑張れば頑張るほど(陽圧をかければかけるほど)細気管支の閉塞が強くなり、**呼気時の気道抵抗が増える**からです。

肺内に空気がたまる ➡ 換気血流不均衡

- ただでさえ、肺内に空気のカタマリ(気腫)ができているのに、呼気が出にくくなることで不要な空気が肺内にたまってきます。そのため肺はどんどん膨張してきます(**過膨張**)。これは肺が伸びやすく縮みにくい、すなわち**コンプライアンスが高い**ことを意味します。
- 肺内に空気のカタマリ(気腫)ができる、さらに不要な空気が肺内にたまってくるということで、換気が不均一になります。スンナリ換気される場所と、なかなか空気が出て行かない場所ができてくるからです。気道の閉塞・狭窄も不均一に起こります。
- 一方、肺胞の破壊に伴って肺胞壁に存在する血管も破壊されます。この破壊のされ方も不均一であり、それらの結果として、換気と血流はミスマッチになり($A-aDO_2$ が開大し)、**低酸素血症**となります。

毛細血管が減少 ➡ 拡散障害

- 肺胞壁に存在する血管が破壊されることを「**肺血管床の減少**」という言葉で表現することがあります。「床」という字は、毛細血管の容量を表していると考えると理解しやすいです。要するに肺胞壁に存在する毛細血管が減った、ということですが、このために**拡散障害**が起こります。
- 復習ですが、肺胞に入った酸素がどれだけ赤血球内に移動したか、それを**拡散能**といいます(65ページ)。間質性肺炎や肺水腫では、肺胞壁が分厚くなることで拡散能が低下しましたね。COPDでは、肺胞の表面積が減る、肺の毛細血管の血液量が減る、という機序で拡散能が低下するのです。

COPD の起こり方 ❸
進行すると換気量が減る

- そういうわけで COPD では、低酸素血症と拡散障害が主な病態なのですが、もう 1 つの側面として、気道閉塞のために換気がうまくいかなくなってくる、ということがあります。
- ただし、これは早期の軽症の時期には目立ちません。COPD では息を吐くのに努力を必要とするようになるわけですが、軽症の時期には、呼吸数を増やすなどの頑張りによって低酸素を補うことができるからです。

肺の過膨張のために横隔膜が機能しなくなる

- しかし、長期間 COPD が経過し、気腫が進行して肺機能が低下してくると、多少の努力では補いきれなくなってきます。また、長期間頑張り続けてきた結果、疲れ果てて努力ができなくなってきます。

- 具体的には、**呼吸中枢**の反応が（低酸素に慣れて）鈍くなります。また、**呼吸筋**が疲れて動きが悪くなってきます。
- 特に呼吸運動の中心的な役割を果たす横隔膜が、肺の過膨張に押されて**平低化**してしまい、伸び縮みが肺の動きに反映されなくなってしまいます。そのため、他の呼吸筋に相当な負荷がかかってきます。

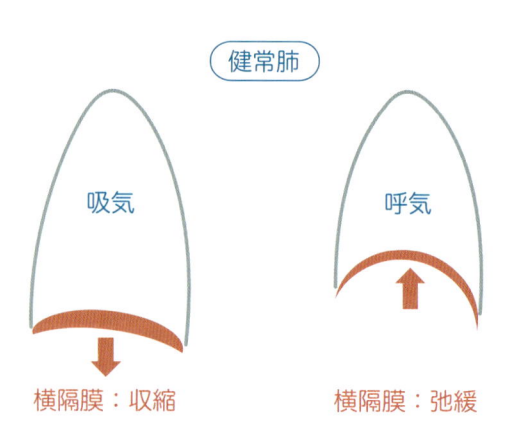

（健常肺）

吸気　　　　　　　呼気

横隔膜：収縮　　　横隔膜：弛緩

COPD

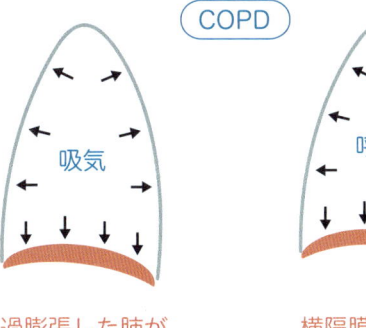

吸気 — 過膨張した肺が横隔膜を押す

呼気 — 横隔膜を緩めても、肺が縮みにくい

重症になると換気量が低下し高 CO_2 に

- COPD、特に気腫優位の型になる人は、やせ型の人が多いです。COPD は喫煙者のせいぜい 20％程度しか発症しない。なりやすいのはどうやら細胞、組織が壊れる方向に行きやすい人ではないか、それはすなわちやせ型の人だ、といった推測がなされていますが、今のところ遺伝子が同定されたとか、そういうエビデンスがある話ではありません。

- 大事なことは、やせ型の人はもともと筋肉量が少ない、ということ。呼吸筋だって少ないわけです。ですから長期間 COPD の状態が続くと、呼吸筋がへばってしまいやすい素質を持っていることになります。

- 重症の COPD 患者さんでは、息を吐こうと頑張れば頑張るほど、閉塞が強くなり呼気時の気道抵抗が増えます。努力するとカロリーを消費しますから、普通に息をしているだけでもどんどんやせてしまう。やせて筋肉量が減ると、さらに呼吸筋の負荷が大きくなる…という悪循環に陥るのです。ですから、進行した COPD の管理には栄養療法が重要なのですね。

- このように重症の COPD では、横隔膜をはじめとする呼吸筋の疲労、呼吸中枢の鈍化などによって、少しずつ換気量が減ってきます。換気が長期間障害され、やがてそれを補いきれなくなると、二酸化炭素の排出がうまくいかなくなり、高 CO_2 血症＝**II型呼吸不全**となってしまうのです（76 ページ）。

COPDの病態生理（まとめ）

◆ ここまで述べてきた、COPDの病態をまとめますと…

呼吸生理の観点から

- 肺胞壁が破壊され、肺内に空間ができる
- 不要な空間は不均等な換気のもととなり、肺胞壁にある血管も破壊されるため、換気血流不均衡が生じて低酸素になる
- 肺胞の表面積が減る、毛細血管血液量が減る、という機序で拡散能が低下し、それによっても低酸素になる
- 呼吸中枢が低酸素を感知して呼吸数を増やす
- 肺胞壁内の弾性線維が破壊され、呼気時の気道抵抗が高くなる
- 呼気時の気道抵抗が高くなる状態が長期間経過すると疲れ果てて呼吸数が減り、高CO_2血症となる
- 肺がフン伸びて軟らかくなる＝コンプライアンスが上昇する

循環生理の観点から

- 心拍数が増える
- 低酸素となっている局所の血管が攣縮し、血流が低下する

ということになります。

では、このような病態の治療はどうするか。次項に続きます。

COPDの治療

- COPDの本質的な治療、つまり破壊された肺胞を修復する治療法はありません。**進行を止める**最も確実な方法は禁煙、その他原因となる物質を吸引しない、これに尽きますが、そもそも治療が必要になるほど症状が出てからでは、症状の改善が見込めるわけではないので、いわゆる「手遅れ」となります。
- もちろん早期、軽症の患者さんにとって、禁煙は間違いなく進行の予防に有効な方策ではあります。

- 本質的な治療の手立てがないゆえに、COPDの管理目標としては、生命予後の改善だけではなく、症状およびQOLの改善、身体活動性や運動耐容能の向上、全身併存症や肺合併症の予防など、肺以外の臓器をもターゲットにした集学的な管理という視点で介入を行います。

- COPDの対症的な薬物治療としては、主に気道病変（閉塞性障害）に焦点を当てた**気管支拡張薬**が代表です。よく使われるのは長時間作用性抗コリン薬（LAMA）と長時間作用性β_2刺激薬（LABA）、それに喘息合併症例を中心に使われる吸入ステロイド薬（ICS）があります。
- 気管支拡張薬は症例によってはよく効果を現しますが、どちらかというと呼吸困難「感」を改善する効果が期待されていて、低酸素を軽減するものではありません。

- 低酸素への対応については酸素投与ということになりますが、Ⅱ型呼吸不全の要素がない症例であれば、これまで同様に「酸素を必要なだけ投与」ということになります。

COPD の人工呼吸管理はどうするか

- COPD 症例でⅡ型呼吸不全が生じ、CO_2 ナルコーシスなどで呼吸性アシドーシスになると緊急事態です。人工呼吸管理を行い、二酸化炭素の排出を図らなければなりません。

- その場合、まずは鼻マスクなどによる**非侵襲的陽圧換気**（noninvasive positive pressure ventilation：**NPPV**）で、呼吸筋の負荷を軽減させ、換気を改善させます。NPPV が普及して医療者が慣れてきたことで、挿管人工呼吸に至る症例はずいぶんと減った印象があります。

    （NPPV については第 12 章でくわしく解説します）

- COPD 症例に人工呼吸管理を行う際に問題となるのは、

    肺がやわやわになる＝コンプライアンスが上昇する

    ことです。軟らかくなること自体が問題であるというよりも、閉塞性障害のために**呼気時に空気が出て行きにくい**、これが問題です。

- 吸気時に陽圧で押し込む、このときはスンナリ入っていくわけですが、呼気相になって陽圧を解除したときに普通の肺と同じように呼気が出てくるかというと、そうはいきません。弾性収縮力が低下しているし、気道が閉塞しますから、なかなか空気が出て行かなくなるのです。

- ですから人工呼吸で問題となるのは、呼気時に空気が充分出て行かずに、肺内に（さらに）たまっていくことです。その際に使われる用語が「オート PEEP」です。

オート PEEP ってナンだ？

- 「オート PEEP」って、どういう意味なんでしょうか？　自動の PEEP ？

- 人工呼吸器で PEEP をかけているわけでもないのに、勝手に（自動で）PEEP がかかってしまう、そんなニュアンスでご理解頂ければと思います。「**内因性 PEEP**」と言うこともあります。

吐ききれない分、気道内圧が高くなる

- COPD 症例では、呼気がスンナリ出て行きません。息を吐いている途中で、次の吸気が始まるタイミングになってしまったらどうなるか。空気を出し切れないわけですから、それだけ肺内に空気がたまり、圧が高くなります。その高くなった分をオート PEEP といいます。
- 外から（人工呼吸器を使って）**PEEP をかけていないのに、気道内圧が高くなる状態**のことですから、「オート」とか「内因性」とかいう言葉が使われるわけです。
- 具体的にオート PEEP の圧を数字として見ることは多くないかもしれませんが、この概念を知っておくと、人工呼吸器の設定が理解しやすくなります。

- オート PEEP がかかりやすくなるのは、COPD のように気道抵抗が高い、肺胞が虚脱しやすい肺で、かつ呼吸回数が多い≒呼気時間が短いようなときです。

- 対策としては、吸気よりも呼気に時間をかけて、しっかりと空気を吐けるようにします。
- また、人工呼吸器の側からあえて PEEP をかけて気道内圧を高めると、気道が開きますから空気の呼出がしやすくなります。COPD の診察所見に**口すぼめ呼吸**（口をすぼめて気道内圧を高めると末梢気道の虚脱が軽減され、息が吐きやすくなる）というものがありますが、これと同じ原理で、オート PEEP を上回る程度の PEEP をかけると、呼出がしやすくなります。

オートPEEPを発見する方法

- オートPEEPが生じているかどうかを見る手っ取り早い方法は、流量の波形を見ることです。従圧式における流量の波形を考えてみましょう。

- 吸気時には一定の圧をかけていたのを、吸気相が終わると一気に開放して圧を下げます。すると、空気の流れが反転し、空気が呼出されます。
- 呼気相の間、圧はゼロ、というかPEEPレベルに落ちてそのまま維持されます。呼気の流速は、肺が萎んでくるにしたがって減少してゼロに近づきます。

従圧式の圧・流量波形

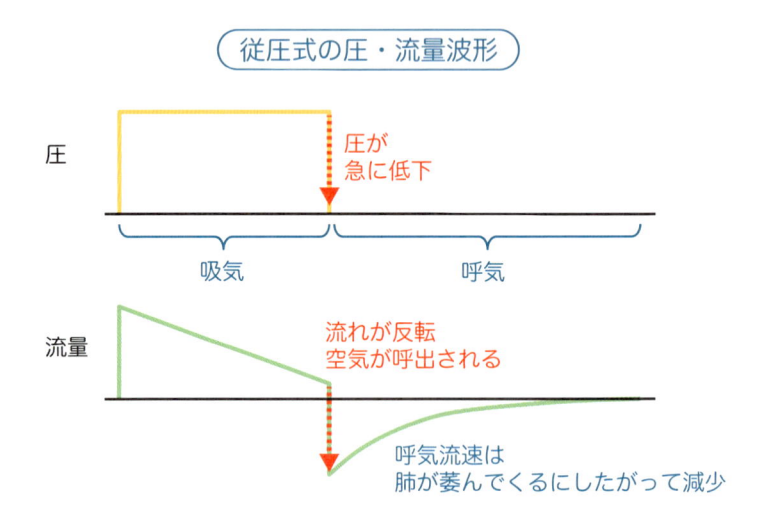

圧
- 圧が急に低下
- 吸気 / 呼気

流量
- 流れが反転 空気が呼出される
- 呼気流速は肺が萎んでくるにしたがって減少

- モニターっぽく描くと下図のようになります。

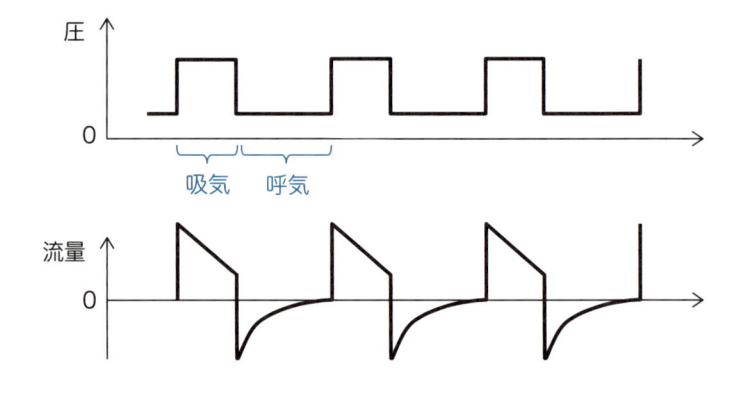

圧
- 吸気 / 呼気

流量

- オートPEEPが生じているということは、息を吐ききらないうちに、つまり**呼気の流速がゼロにならないうちに吸気相に転じてしまう**ということですね。だから、流量（フロー）の波形を見て、呼気の終末時にゼロまで戻っていない、そういう波形がオートPEEPの存在を示唆します。

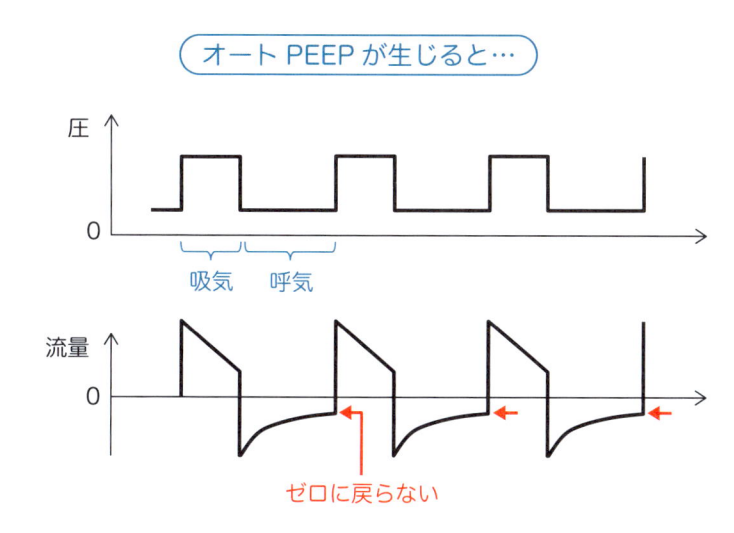

オートPEEPが生じると…

圧

吸気　呼気

流量

ゼロに戻らない

- さらに、オートPEEPが生じているということは、空気が出きらない、すなわち気道内に空気が余っている状態です。このとき患者さんが自発呼吸をしようと吸気努力をして（胸腔内圧を陰圧にして）も、気道内に余っている空気がまた肺胞に流れ込んでしまい、中枢の気道にまで陰圧が届きにくくなります。

- 人工呼吸器のトリガーは中枢気道の内圧が陰圧になることを感知してかかりますから、**オートPEEPがあるとトリガーがかかりにくくなる**、ということになります。

オートPEEPに対する戦略

適切なPEEPをかける

- オートPEEP対策としては、オートPEEPを上回る程度のPEEPをかけて、呼出をしやすくするとともに、トリガーをかかりやすくする、ということになります。
- じゃあ、どの程度PEEPをかけるか。オートPEEPを測定するのはしばしば難しいのですが、それほど高圧にはなりません。そこで、**4〜8 cmH$_2$O程度**のPEEPをかけて微調整しながら、フロー波形が呼気終末にゼロに戻る、あるいはトリガーがちゃんとかかる、そういう値を模索する感じになるでしょう。

換気量の設定はどうする？

- オートPEEPがかかりやすくなるのは、COPDのように気道抵抗が高い、肺胞が虚脱しやすい肺で、かつ呼吸回数が多い（≒呼気時間が短い）ときです。
- COPDで人工呼吸管理を要する状況では、もし増悪すればCO_2ナルコーシスや呼吸性アシドーシスになりかねません。したがって、気持ち的には換気量を多くしたい、そうなると呼吸回数は多めがいいかな、TVも大きくするのかな……となるのが人情ですが、オートPEEPのことを思うと、あまり極端なことはできません。

- というよりもむしろ、吸った空気を吐かせるために、**しっかりと呼気に時間をかける**こと、これが重要です。そうでなくては過膨張がますます悪化してしまいます。そのためには…
    - I：E比のIを小さく、Eを大きくする
    - 呼吸回数はあまり多くしない
    - TVはあまり大きくしない

    ことが望ましいわけです。

◆ 具体的には…

- 吸気時間は 1 秒以内
- I：E 比は 1：2 以上
- 呼吸回数はせいぜい 15 回まで
- TV は 10 mL/kg 以下

くらいがよいようです。

◆ こんなんできちんと CO_2 排出できるの？　もっと換気量を増やさないとダメじゃないの？　と思われるかも知れませんが、人工呼吸前の弱々しい自発呼吸からキッチリと人工換気に替えるだけで CO_2 は飛んでいくものです。

◆ 従圧式か従量式か。こちらでなくては、ということはありません。ただし、プラトー圧が上がりすぎないようモニターする必要はあります。プラトー圧は 30 cmH$_2$O を越えないようにします。

◆ permissive hypercapnia の基本戦略（106 ページ）は、COPD においてもその通りで、pH が正常である限りは TV を低めにして、圧を上げないことを優先させます。

オート PEEP 対策（まとめ）

◆ 繰り返しになりますが、これまでのことをまとめますと、COPD などでオート PEEP が存在するときには、人工呼吸管理の基本コンセプトは以下のようになります。

- I：E 比の E を大きくする ➡ 1：2 以上、吸気時間は 1 秒以内
- 呼吸回数はあまり多くしない ➡ せいぜい 15 回まで
- TV は必ずしも大きくなくてよい ➡ 10 mL/kg 以下で換気量が維持できる最低量に
- 適切な PEEP をかける ➡ 4 ～ 8 cmH$_2$O 程度で、オート PEEP がみられなくなるように
- モニターや血ガスの結果を見ながら微調整する

患者さんに説明するときの心得

① 患者さんには肝心のことが伝わっていない

　医師になってすぐに、先輩にこう言われました。『君が患者さんに説明したこと、どのくらい覚えてはると思う？』 医学的なことは難しいし、緊張もしておられるだろうから、70%ぐらいでしょうか、と答えますと、『1/4もないと思っときなさい』。

　1/4というのはあくまで印象でしょうが、要するに、患者さんにはほとんど伝わっていないことを想定して、常に「よりわかりやすく伝える」ことを意識すべき、ということです。

② 医療従事者になってから知った言葉は使うな

　患者さんに対して専門用語を使うのは、いきなり外国語で話しかけるようなものだと思いましょう。皆さんも経験があると思うのですが、話を聞いていて1つでも意味のわからない言葉が出てくると、そこで理解がストップしてしまいます。患者さんも同じです。医師の説明の中に、一言でも知らない言葉が登場すると、そこで脳がフリーズします。

　特に若い先生方は、自分の中で違和感のある言葉をできるだけ避けましょう。だいたい医師になってから知った言葉は、まだ自分の言葉になっていないはず。それを意識することで、結果的に、かみ砕いた説明ができるかと思います。

③ キーワードを設定する、同じことを何度も繰り返す

　プレゼンの場でよく言われる「take home message」。どういうことかというと、患者さんにいかに丁寧に説明しても、それを全部理解し覚えろというのは、難しいことなんです。結局、最後に言われたことだけが記憶に残るものなんですね。

　ですから、1つ2つの、どうしても覚えて欲しいことを中心に、それを言葉を換えて何度も申し上げる工夫が必要です。そうすることで、本当にお伝えしたいことが、患者さんの記憶に残るようにしたいものです。

④ ゆっくり、大きな声で話す

　皆さんが忙しいのはよく知っています。だから、早口が習慣になるのもわかります。でも、そのために、伝えるべきことが伝わらないのは、もったいない。

　せっかく時間をかけてお話をするのであれば、その時間を1割増にして、確実に伝える方がよいと思いませんか？ メッセージを簡潔にすれば、時間を1割削減できるかも。意識して時間をかけて、ゆっくりしゃべってみましょう。

ARDSの起こり方 ❶
肺に炎症が波及し肺水腫が起こる

- ARDS（急性呼吸窮迫症候群 acute respiratory distress syndrome）の本態は、一言で言いますと「**心臓が原因じゃない肺水腫＝非心原性肺水腫**」ということになります。

肺水腫とは

- **肺水腫**といえば、「うっ血性心不全」によるものが有名です。「うっ血」とは心臓のポンプ機能が低下して、血液が渋滞を起こしてしまうこと。そのため血管外に血液中の水分がしみ出してきます。このとき肺胞腔や肺胞壁内に水分がしみ出してくる現象が肺水腫ですね。

- 正常な肺胞の中には空気が存在します。うっ血性心不全では、毛細血管から水分があふれ出してきて肺胞腔や肺胞壁内に溜まります。

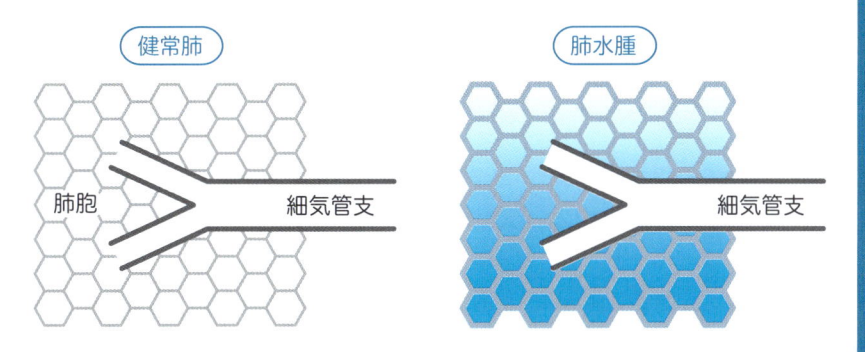

健常肺　　　　　　　　　肺水腫

肺胞　　細気管支　　　　　　　　細気管支

- 肺胞腔にさまざまな程度に水が溜まり、肺胞壁が浮腫で肥厚する、これがうっ血性心不全による＝心臓が原因の（心原性）肺水腫のイメージです。

ARDSの肺水腫はどこが違う？

- それに対してARDSでは、心臓はどこも悪くありません（非心原性）。ARDSでまず起こってくることは「炎症」であります。さまざまな原因で起こった炎症によって毛細血管の目が粗くなり（**血管透過性**が亢進し）、血液中の水分

が肺胞腔や肺胞壁内にあふれ出してきたものが ARDS です。

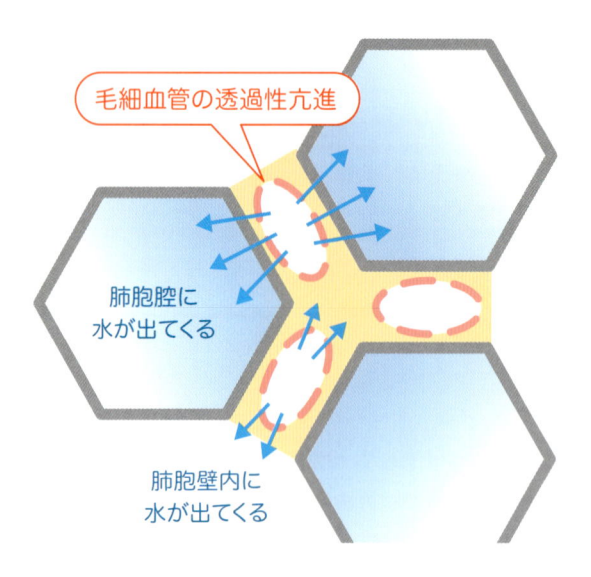

毛細血管の透過性亢進

肺胞腔に
水が出てくる

肺胞壁内に
水が出てくる

- つまり、肺局所の機序は細菌性肺炎（134 ページ）のときと似ていて、炎症によって血管透過性が亢進した結果、肺胞内に水があふれ出してくるという現象になります。

- 肺炎との違いは、肺局所の炎症なのか、全身性の炎症が肺に波及したものか、という点です。
- 細菌性肺炎はあくまで肺の出来事で、原因微生物を排除すればいずれ治っていきます。それに対して ARDS は、全身が強いダメージを受けたときに、何らかのスイッチが入って**サイトカイン**の嵐が吹き荒れ、**制御困難な全身性炎症**が生じて広範な臓器障害が起こってしまうのです。

ARDS の起こり方 ❷
ARDS の病変は両側びまん性に生じる

ARDS の原因

- 感染症、敗血症
- 有毒ガス、薬剤
- 溺水
- 誤嚥
- 熱傷、多発外傷
- 脂肪塞栓症候群
- 肺挫傷　など

◆ 原因として上記が挙げられますが、結局のところ何が起こっているのかイマイチわかっていないため、本質的な治療法がない、というのが現状です。

ARDS の低酸素が甚だしいわけ

◆ 呼吸生理的には、肺胞内にあふれ出した水分によって、細菌性肺炎と同様に**換気血流ミスマッチ**（136 ページ）が生じ、低酸素となります。

◆ ただし、細菌性肺炎は細菌が増殖したところだけが病変となり、通常片側・限局性であるのに対し、ARDS ではサイトカインによる無差別攻撃を食らうわけですから、**両側・びまん性**に病変が生じることが多く、その分、低酸素は甚だしくなります。

◆ 本質的な治療がないことに加えて、低酸素も甚だしい。そのため ARDS は人工呼吸管理となることが多く、予後もよろしくありません。

◆ 逆に人工呼吸の経験は蓄積されているので、ずいぶん前から人工呼吸の設定についてはいろいろとウンチクができております。例えば permissive hypercapnia のように。

◆ 肺胞に水が溜まる以外に、もともと生じている炎症によって、肺が**線維化**を起こして縮んでくる、という現象も観察されます。間質性肺炎の線維化（148 ページ）と同じようなことが起こっているわけです。線維化した部分は非可逆的変化で元に戻らないことが多く、これも予後の悪さにつながっています。

ARDS の病態（まとめ）

- 肺の線維化が起こるということは、肺が硬くなり縮んでくるということです。すなわち、

    肺が硬くなる ➡ コンプライアンスが低下し、拘束性障害となる

    ことが問題です。
- 間質性肺炎の線維化（151 ページ）と同じようなことが起こる、と理解して頂ければ OK です。ARDS の線維化もびまん性（≒肺全体に）に起こりますので、細菌性肺炎（病変部だけが硬くなる）の場合よりも拘束性障害が問題になることが多いのです。
- また、間質性肺炎の線維化と同様に牽引性気管支拡張が起こり、末梢気道の抵抗は小さくなります。

- 以上をまとめますと…

呼吸生理の観点から

- 肺胞壁の血管透過性が亢進して肺胞内に浸出液が出てくる
- 結果、換気血流不均衡が生じて低酸素になる
- 呼吸中枢が低酸素を感知して呼吸数を増やす
- 肺が硬くなる＝コンプライアンスが低下し、拘束性障害となる
- 末梢気道が牽引され拡張する＝呼気抵抗が減る

循環生理の観点から

- 心拍数が増える
- 低酸素となっている局所の血管が攣縮し、血流が低下する

ということになります。

ARDS の新しい診断基準

- ARDS の診断基準は、これまでにも変遷がありました。できる限り広く臨床医に ARDS の概念を知らしめ、早期治療を可能にするために、また、さまざまな臨床試験の基準とするために、できるだけ簡便かつ明快な基準が求められていました。

- 現在使われている診断基準（ベルリン定義）は、2011 年の欧州集中治療医学会で原案が公表され、その最終版が 2012 年 JAMA に掲載されたものです。

    (Acute respiratory distress syndrome : the Berlin Definition. ARDS Definition Task Force. JAMA. 2012 Jun 20; 307(23): 2526-33)

- ベルリン定義以前は急性肺損傷（ALI）という用語があり、その中の重篤なものを ARDS としていたのですが、ALI は廃止され、すべて ARDS で統一し、重症度で分類することになりました。

- 定義の考え方としては先に述べたとおりで、急速に進行する（1 週間以内）心原性でない（両側の）肺障害でもって、酸素化が著しく悪くなる、ということになります。表にすると以下の通りです（*文献より引用改変*）。

- **急性の経過**：既知の危険因子による侵襲や、呼吸器症状の出現・増悪から 1 週間以内
- **胸部画像**：両側性の陰影（胸水、無気肺、結節では説明できない）
- **肺水腫の原因**：心不全、輸液過剰のみでは説明できない（心エコーなどで除外が必要）
- **酸素化（P/F 比）**
    201 〜 300（PEEP、CPAP ≧ 5 cmH$_2$O 下にて）➡ **軽症** mild
    101 〜 200（PEEP ≧ 5 cmH$_2$O 下にて）➡ **中等症** moderate
    100 以下（PEEP ≧ 5 cmH$_2$O 下にて）➡ **重症** severe

ARDSの人工呼吸管理はどうするか

- ARDSそのものの治療は、いまだに大変困難です。炎症に対して出番となるステロイドの効果はイマイチで、感染への悪影響も指摘されており、積極的には推奨されていません。
- ARDSの病態に好中球が関与していることから、好中球エラスターゼ阻害薬が開発され、鳴り物入りで発売されたものの、現場では否定的な見解もみられ、「使うんだったら早期に」「効果は限定的」という評価になっています。
- それ以外の薬剤で有望なものは、現状では見あたりません。そもそもARDSは病因も病態もバラバラな症例群で、しかもかなり切迫した状況で大規模臨床試験が難しいという面もあり、なかなか検討が進んでいないのです。

人工呼吸器関連肺障害への対策

- ARDSにおける人工呼吸の設定はどうするか？ キーワードは「**肺コンプライアンスの低下**」です。硬くなった肺には、同じ量の空気を入れても気道内圧は上昇しやすくなり、同じ圧で押すと換気量は低下しやすくなる、これが基本です。
- 気道内圧の上昇は圧損傷（95ページ）にもつながりますが、ARDSの場合それだけではなく**人工呼吸器関連肺障害**（ventilator associated lung injury：**VALI** または ventilator induced lung injury：**VILI**）の原因になります。
- 圧損傷は気胸や縦隔気腫のように「破れる」現象を指しますが、VALI（VILI）は硬くなった肺胞の過伸展や虚脱の繰り返しによって肺がダメージを受ける、と説明されています。

- そこで、permissive hypercapnia（106ページ）の基本戦略に従い、PEEPを上げて有効肺胞数を増やし、プラトー圧を低めに維持します。PEEPを上げることで肺胞の虚脱を防止し、プラトー圧を低めにすることで過伸展を予防するというわけです。
- 有名な無作為化比較臨床試験でTVを6 mL/kgと12 mL/kgで比較し、6 mL/kgで生存率が高かった、という結果が出て以降、**低容量換気**の考え方が主流となっています。
- とはいえ、6 mL/kgがベストな値なのかどうかなど、まだまだわかっていないことが多いのも紛れもない事実であります。

NPPVの用語について

NPPVについて説明するときは、原理の名前と商標名がごっちゃになりがちですので、今何の話をしているかをいちいち確認しておく必要があります。

また、この本では混乱を防ぐために、あえて取り上げるモード・器械を絞ります。技術革新の早い人工呼吸器業界ではどんどん新しいモードが出てきますが、それはマニアの方にお任せして、基本をガッチリとおさえることを重視して、話を進めていきたいと思います。

NPPVってナンだ？

- まず用語の説明ですが、**NPPV**というのは non-invasive positive pressure ventilation＝**非侵襲的陽圧換気**のことで、平たく言うと挿管や気管切開といった侵襲的換気をせずに人工換気を行うことを指します。

- それに対して侵襲的な陽圧換気を invasive positive pressure ventilation：**IPPV**といいます。*(IPPVはもともと人工呼吸器の動作モードの略称でもありましたが、ややこしいので、ここではこれだけを取り上げます)*

- NPPVと紛らわしいのが NIPPV、NIP、NIV という言葉です。**NIPPV**はまさに non-invasive positive pressure ventilation そのもので、一昔前に使われていた略称です。日本では呼吸器学会のガイドラインをはじめ、最近はNPPVに統一されてきています。

  どうやらNPPVが米国、NIPPVは欧州で使われている用語のようで、ここでもかという感じですが、まあ日本ではNPPVを使えばいいと思います。

- **NIP**というのは、NIPPVにちなんで（?）つけた名称で、帝人の取り扱っているポータブル人工呼吸器の名称です。正式にはNIPネーザル®といいます。これは商品名ですので混同しないようにしましょう。

- **NIV**（non-invasive ventilation）は陽圧でない換気も含む概念ですが、陽圧でない人工換気はまだまだ一般的ではないのでここでは取り上げません。

- ということで、気管内にチューブを入れずに（**鼻マスク**や**フェイスマスク**を用いて）人工換気をする、NPPVについて学んでいきましょう。

NPPV でやっていること

- NPPV を行うには、NPPV 専用の器械を使う場合と、一般の人工呼吸器にマスクをつけて NPPV に適用する場合とがあります。一般の呼吸器を適用する場合は IPPV と同じような理屈になりますから、ここではちょっと独特な、NPPV 専用機を使うときの様子を説明します。

- NPPV 専用機では、人工呼吸器からマスクにやってくる回路は一本道です。マスクに孔があいていて常に空気が漏れており、呼気はそこから出ていくようになっています。
- 代表的な専用機である BiPAP Vision® では、酸素と空気をしかるべき割合でブレンドし、F_IO_2 の定まった混合気を送り込みます。一般的な人工呼吸器同様、吸気のときには陽圧をかけて一本道から混合気を送り込み…

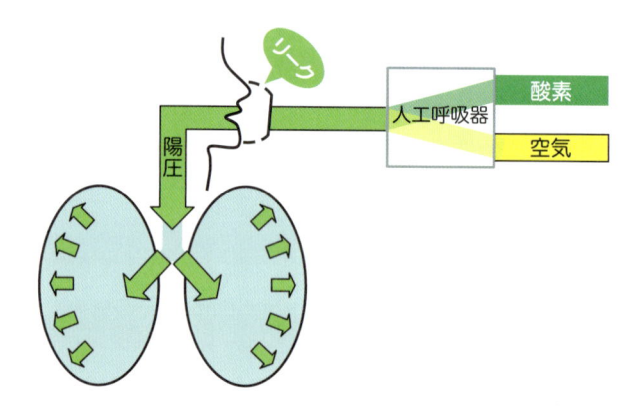

- 吸気が終わると圧がストップして…

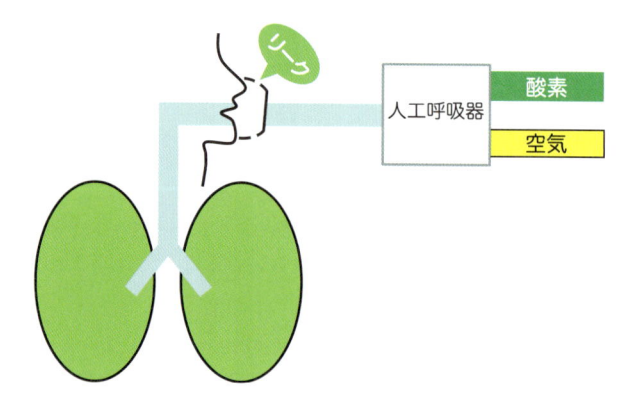

- 肺の縮む力で空気が呼気として出て行きます。吸気相でもマスクの孔から余った空気が**リーク**として出て行くのですが、呼気相になるとリークと呼気とが合わさって、どんどん出ていきます。で、肺が縮んでいきます。

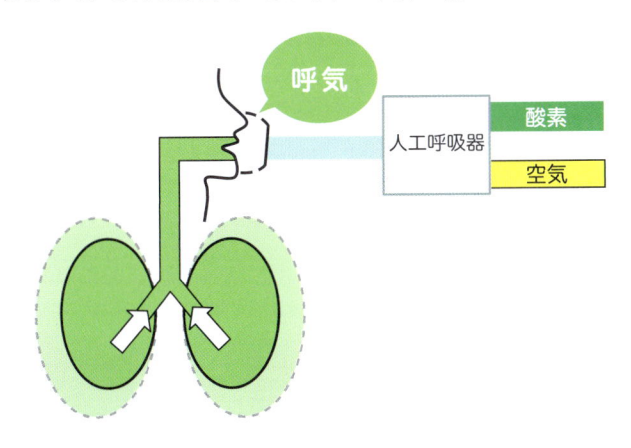

簡易式 NPPV

- 簡易式の **NIP ネーザル**® などでは、人工呼吸器は空気を押し込む役割のみを受け持ち、酸素は普通の酸素チューブをマスクに取り付けて、そこから流す、という方法をとっています。

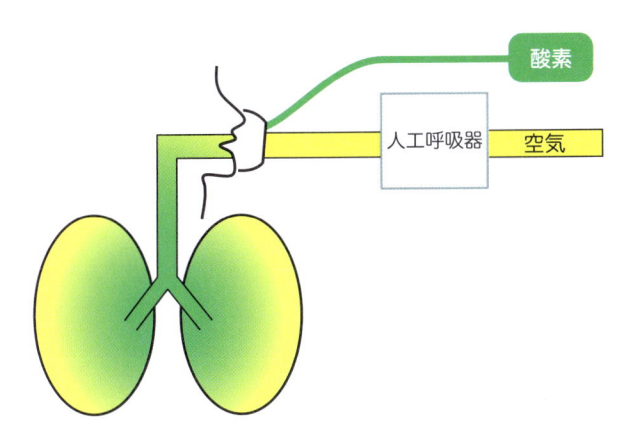

- これだと F_IO_2 は正確にはわかりませんので、SpO_2、血ガスの結果、換気量などを参考にして O_2 の流量設定を調整していきます。

NPPV と IPPV の違い

- NPPV の普及にともなって、実際に患者さんが装着しているところをご覧になる機会は増えていると思います。一度でもご覧になるとおわかりだと思いますが、NPPV は IPPV に比べて、いろいろとメリットがあります。

NPPV のメリット

- 名前が「非侵襲的」というぐらいであり、侵襲が少ない。
- マスクの装着で導入できるので、手技が容易・簡便である。
- 容易ゆえに開始のハードルが低く、早期に導入できる。
- 挿管の手間なく気軽に on/off できる。
- 侵襲が少ないので鎮静をかける必要がない。
- 管が入らないので気道損傷・口腔内損傷がない。
- 鎮静をかけないのでコミュニケーションがとりやすい。
- 鎮静をかけないのでリハビリを継続できる。
- 飲食可能である。
- 医療費の面で IPPV より有利。
- そして、何より人工呼吸器関連肺炎（ventilator associated pneumonia：VAP）のリスクが少ない。

- 最後の「人工呼吸器関連肺炎」について。挿管すると、口腔内と気管内がツーツーになり、口腔内の常在菌がチューブに沿って気管内に流れ込んできます。それが肺炎（VAP）の元になるのです。
- カフがあるじゃないか！と思われるかもしれませんが、あんなすき間だらけのものでは気管内に細菌が流れ込んでくるのを防ぐことはできません。

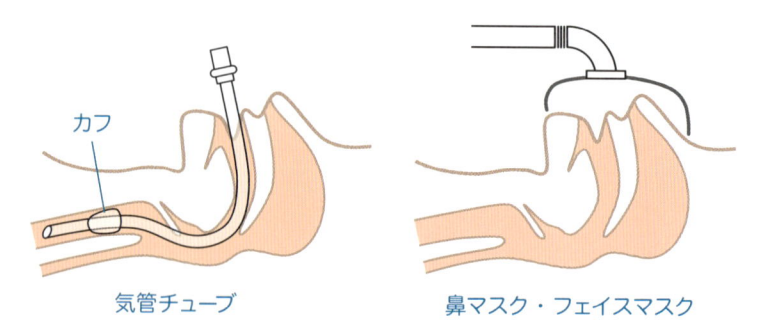

カフ

気管チューブ　　　　　鼻マスク・フェイスマスク

NPPV のデメリット

- NPPV は気管内にチューブを入れないので、気道確保がなされません。**舌根沈下**してしまうとアウトであります。停止している呼吸を再開させるということもできません。自発呼吸に器械を乗せる感じの換気ですから、それ以外にもいろいろな不利があります。

    - 本人の理解や協力が必須で、抵抗があると導入困難である。
    - どうしても覚醒状態で器械の呼吸と患者さんの呼吸が合わない場合がある。
    - 簡単に吸痰できないので、気道内分泌物の多い患者には使いづらい。
    - 舌根沈下（意識障害）や呼吸停止時には気道が閉塞し呼吸できない。
    - 顔面の形状、サイズによって、また胃管などによってマスクがフィットしない。
    - マスクの圧迫によってびらんや潰瘍ができる。
    - 呑気により腹部膨満が生じる。
    - 重症度が過小評価されがちである。
    - 常にリークが存在するため、気道内圧をあまり上げられない。
    - 同じ理由で、換気量のモニターが不正確。

- これらの特徴を頭に入れておくと、おのずと NPPV 適応となる条件が決まってきますね。

NPPV の適応と禁忌

- NPPV は人工換気ですから、適応となるのは CO_2 を減らしたいとき、Ⅱ型呼吸不全がまずあります。それから、O_2 投与だけ足りず PEEP をかけたいⅠ型呼吸不全も適応になります。それ以外のものもあわせて列挙しますと…

NPPV の適応疾患

- Ⅱ型呼吸不全：COPD の増悪時、喘息の重積発作時、神経筋疾患
- Ⅰ型呼吸不全：急性心原性肺水腫、ARDS
- 抜管後の呼吸障害、呼吸器離脱困難時など
- 免疫不全患者の呼吸不全

- 禁忌は、前述のデメリットから考えて頂くとわかりやすいでしょう。あくまでできるのは呼吸補助で、呼吸していない患者さんの呼吸を肩代わりするものではありません。

NPPV の絶対禁忌

- 呼吸停止
- マスク装着ができない（外傷や頭部・顔面の解剖学的理由による）

NPPV の相対禁忌

- 意識障害、昏睡
- 興奮状態、治療に非協力的
- 循環動態が不安定
- 多臓器障害
- 分泌物が多量である
- 最近、顔面・上気道・食道・胃の手術歴あり
- 気胸の存在（ドレナージしていない）
- 誤嚥、嚥下機能障害

NPPV を行う器械

- 一口に NPPV といっても、人によっては思い浮かべる器械が違うのではないでしょうか。というのも、急性期病棟と慢性期病棟では見ている器械が違うと思われるのです。

急性期

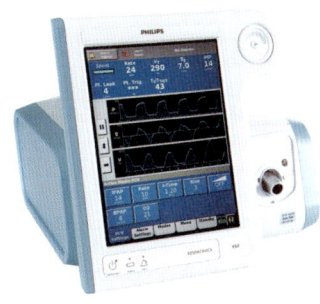

- BiPAP Vision®・V60（専用機）を用いて行う NPPV は、挿管でやっていたことをマスクに置き換えたもの、と考えると理解しやすいでしょう。空気を酸素と混ぜて送り込み、F_IO_2 もきちんと決まります。こちらが急性期に使われるものです。
- ただし、呼気側の回路がなく、吐いた息はマスクに空いた孔から出て行くので、そこが挿管の場合と異なります。また、設定も独特の言葉があるので、知らない方は戸惑うかもしれません。でもこれまでに学んだことをきちんと理解して頂ければ、大丈夫です。

慢性期

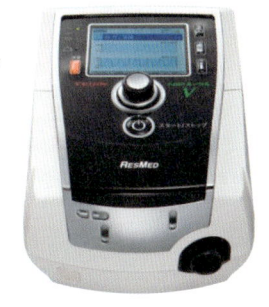

- 主に慢性のⅡ型呼吸不全症例に対する在宅人工呼吸に使われるもので、もう少し簡易な器械になります。NIP ネーザル® などが有名です。
- こちらは F_IO_2 を上げようとすると、酸素チューブを直接マスクや本体につなげて投与する形になり、F_IO_2 はキッチリとは決まりません。鼻カニューレやシンプルマスクと同様に、呼吸様式、換気量などによって変わってきます。
- こちらはあくまで換気の補助をする、という位置づけで考えてください。それゆえ酸素に関してはキッチリ決められるものではないということです。とはいえ、施設によって器械の融通具合が異なりますので、場合によってはこちらをⅠ型呼吸不全の急性期に使うケースもあるようです。

BiPAP と BIPAP

- 本章の冒頭でも書きましたが、この領域は方式・設定の名称と商標の名称がごっちゃになっているので大変ややこしいものです。次から次へと改良された商品が出てきて、そのたびにアドバンテージを訴求する新たな名称をつけていることが、ごっちゃになっている所以でしょう。

- 常に最新鋭機に触れていればどんどん知識がアップデートされるでしょうが、施設によって、部署によって、必ずしもそういうわけにはいきません。「久しぶりに見たら、わけがわからなくなっていた」とお困りの方も多いでしょう。それでも基礎がわかっていれば、名称の理解だけで何とかなるのも事実です。

- BiPAP と BIPAP も、「どこが違うの？」と思われがちな用語です。アイが小文字の **BiPAP** は、前項で紹介した BiPAP Vision® に使われている商標名です。アイが大文字の **BIPAP** は、換気モードの呼び方で、bilevel PAP とも呼ばれていました。

- BIPAP にも微妙に異なる 2 つのニュアンスがあります。<u>bilevel</u> positive airway pressure と <u>biphasic</u> positive airway pressure です。まずは理解しやすい **bilevel** の方から説明しましょう。

bilevel PAP とは

- bilevel、つまり 2 つレベルがあるとは、高い圧と低い圧のことです。高い圧がかかっているときに息を吸って、圧が低くなったときに息を吐く、という感じで、呼吸のサポートになるわけです。

- 高いときの圧を **IPAP**（inspiratory positive airway pressure：吸気圧）、低いときの圧を **EPAP**（expiratory positive airway pressure：呼気圧）と呼びます。ごくおおざっぱに描くと、こんな感じの圧波形がかかっています。

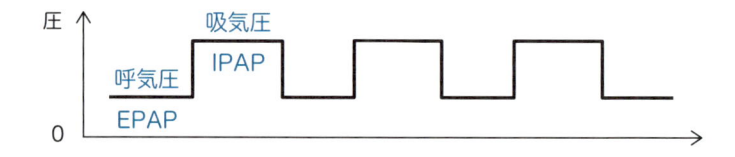

- このモードはあくまでも自発呼吸をサポートするモードであり、[PEEP + PCV] とは異なるのですが、全体的な圧波形のイメージはよく似ています。PEEP（CPAP）= EPAP、PEEP（CPAP）+ PCV（PSV）= IPAP、と考えて頂くと理解しやすいと思います。自発呼吸に圧をかける、という意味では PCV より PSV と考える方がわかりやすいかもしれません。

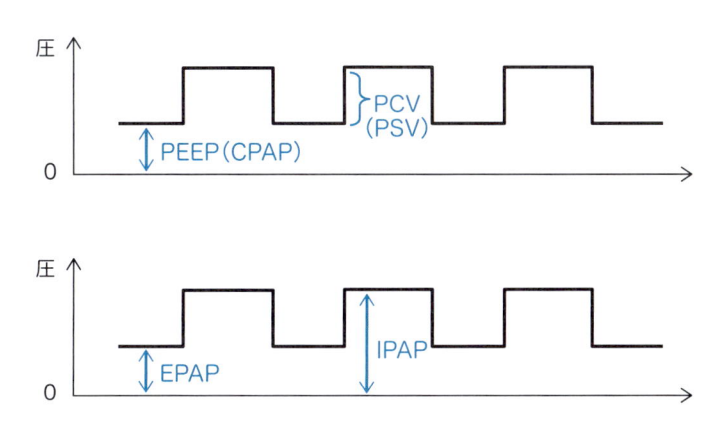

NPPV の換気モード

- NPPV 専用機では、呼吸の回数を決める設定が少し独特です。患者さんの自発呼吸に合わせて換気補助をするモードと、器械が回数やタイミングを決めて換気を行うものとがあるのです。

S（spontaneous）モード

- 患者さんの自発呼吸に合わせて圧をかけます。吸気時間、呼気時間、呼吸回数いずれも患者さん次第です。基本的に息を吸っている間は IPAP をかけ、息を吐いている間は EPAP を維持する、と理解しておけばいいでしょう。
- IPPV でいいますと［CPAP + PSV］にあたるモードになると思います。

T（timed）モード

- 吸気、呼気のタイミング、時間、それに呼吸回数を器械に任せてしまうモードです。呼吸数、吸気時間・吸気率（%）を設定して、患者さんは器械の送気に合わせて呼吸をします。IPPV では［調節呼吸（CMV）］にあたります。

S/T モード

- S モードと T モードのいいとこ取り。基本は S モードで自発に合わせて圧補助をしているわけですが、設定した時間内に自発呼吸がない場合に**バックアップ換気**を行います。基本は S でバックアップに T、という感じです。
- ［SIMV + PSV］に似ている、と思われるかもしれませんが、SIMV は自発があっても入ってくるので異なります。こちらの T は、あくまで自発がないときのバックアップです。

CPAP モード

- IPPV の CPAP モードと同じです。常に一定の圧をかけておくもので、NPPV では**睡眠時無呼吸症候群**（SAS）でおなじみです。常に圧をかけて上気道の閉塞を防ぐ、ということですね。

もうひとつの BIPAP

BIPAP にはもうひとつの意味がありましたね。これは書くべきかどうか迷ったのですが、やはり混同されることもあろうかと思い、書いておきます。

biphasic PAP とは

- biphasic positive airway pressure。これは IPPV におけるモードで、CPAP モード（自発呼吸のあるとき）の **CPAP が 2 相性**（biphasic）になっているものです。本来 CPAP は continuous positive airway pressure、つまりずっと持続的に陽圧をかけるのですが、高い CPAP（自発あり）と低い CPAP（ここでも自発あり）の 2 相を定期的に切り替えて、各々の相で自発呼吸をする、というコンセプトです。
- やっていることは PCV と同じなのですが、PCV で自発が出ても無視（?）されるのに対して、自発を許容して CPAP みたいに呼吸をさせてくれる点が異なります。

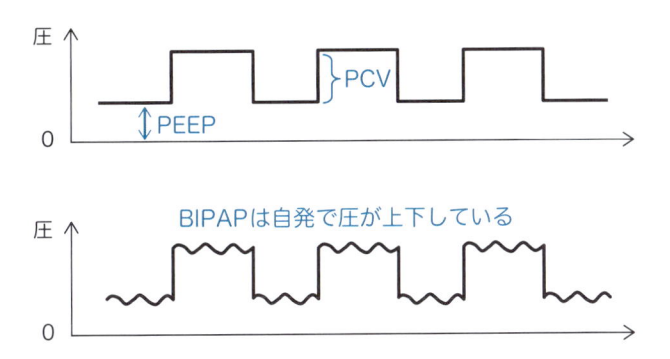

圧
　　　　　　　　　　　｝PCV
　↕PEEP
0

圧　　BIPAPは自発で圧が上下している

0

- 人工呼吸導入時には自発が荒く頻呼吸で、PCV だと**ファイティング**が起こったり、深い鎮静が必要になることがよくあります。biphasic PAP だと自発が自由にできるので、器械に乗りやすいといわれています。それでいて、高い圧と低い圧の行き来で大きく換気をされているので、換気量も確実に確保することができる、というものです。
- ただ、明らかに他のモードに比べてメリットがある、エビデンスがある、というものでもありませんし、ややこしいので、bilevel の方をしっかり理解しておけばいいでしょう。

NPPV の設定項目

- というわけで、一般的な bilevel positive airway pressure の BIPAP における設定項目について説明します。基本的な考え方は IPPV と同じですから、基本がわかっていればそれほど難しくありません。設定後、モニターや血ガスを確認して再調整が必要な点も IPPV と同じです。

PaCO$_2$ に関わる項目

- PaCO$_2$ に関わる項目、すなわち換気量を決める項目は、呼吸回数と１回換気量（IPAP 圧－ EPAP 圧＝ PS 圧）でした。
- まずモードを決めます。バックアップがあって自発呼吸を活かす **S/T モード**が、無理なく導入できるということで使われることが多いです。ただ、CO$_2$ 蓄積のあるⅡ型呼吸不全では、**T モード**で完全に器械に乗せてしまう方が呼吸筋の休息に良いといわれています。
- **呼吸回数**は、S/T モードでは、自発呼吸よりも２回ぐらい少なめに設定して、患者さんが無理やりな感じを受けないようにします。Ｔモードでは、自発が出る余地がないくらい、多め（20 回以上）に換気するのがよいようです。

PaO$_2$ に関わる項目

- PaO$_2$ に関わる項目は、F$_I$O$_2$ と肺胞の数（≒ PEEP 圧）でしたね。
- F$_I$O$_2$ は BiPAP Vision®・V60 では設定で決めることができますが、簡易式の NIP ネーザル® などでは最初に決めることはできず、酸素流量を決めてモニターしていく形になります。簡易式を使う場面では換気の補助がメインになることが多く、厳密な F$_I$O$_2$ の設定は必要ない、という感じでしょうか。
- PEEP 圧＝ **EPAP 圧**は、標準的には４ cmH$_2$O から開始します。特に簡易式であれば、あまり EPAP 圧を上げる場面はないでしょう。COPD などでオート PEEP が高い場合にはトリガーの同調がうまくいきませんので、もう少し EPAP を上げる必要があるかもしれません。
- **睡眠時無呼吸症候群**を合併している方では EPAP を上げる必要があるでしょうが、COPD や肺結核後遺症などによるⅡ型呼吸不全症例では、それほど高い EPAP は必要ないでしょう。

症例1　市中肺炎による急性呼吸不全

この章では、人工呼吸器導入時の症例を何例かご紹介します。

ただし、救命救急の場において、人工呼吸器のセッティングは唯一絶対の正解がある、というものではありません。あるのは「こうするのは妥当か」という判断だけです。ですので、あくまで私たちはこういう考え方でセッティングしている、という例として参考にして頂ければと思います。

症例提示

50歳代女性。主訴は呼吸困難。気管支喘息に対して7年前より某病院で治療通院中であった。1週間ほど前より倦怠感があったが、医療機関を受診していない。昨夜38℃の発熱あり、本日午前に某病院救急外来受診（walk in）。来院時は収縮期血圧90 mmHg 台、SpO$_2$（室内気）92％であり、肺炎との診断で、同病院で入院を予定していた。しかし、来院して1時間経過したところ血圧低下、意識混濁を認め、ショック状態に。当院での集中治療を依頼され、同日13時半、救急転送となった。

前医で PIPC/TAZ 4.5 g + CPFX 300 mg を投与されている。

- Sick contact　なし
- 既往歴　気管支喘息のみ。手術歴なし
- 内服薬　ステロイド吸入薬アドエア®（500）1回1吸入、1日2回
　　　　　発作時にプレドニン® 5 mg　4 T/day × 4 day 頓用として内服
- 喫煙歴　なし
- アレルギー　薬物・食物ともになし
- Vital signs　BT：36.3℃、Pulse：102/min sinus、BP：60/37mmHg
　SpO$_2$（O$_2$ 8 L/min・リザーバー）89％ ⇒ O$_2$ 12 L でも 90％、呼吸数 30 回/分
- 身体所見　身長 147 cm　体重 54 kg
　　　　　　ADL 自立（母親と二人暮らし）
　　　　　　末梢冷感あり、口腔内はきれい
　　　　　　呼吸音：右肺野優位に crackles 聴取、wheeze なし

- 胸部 X 線写真

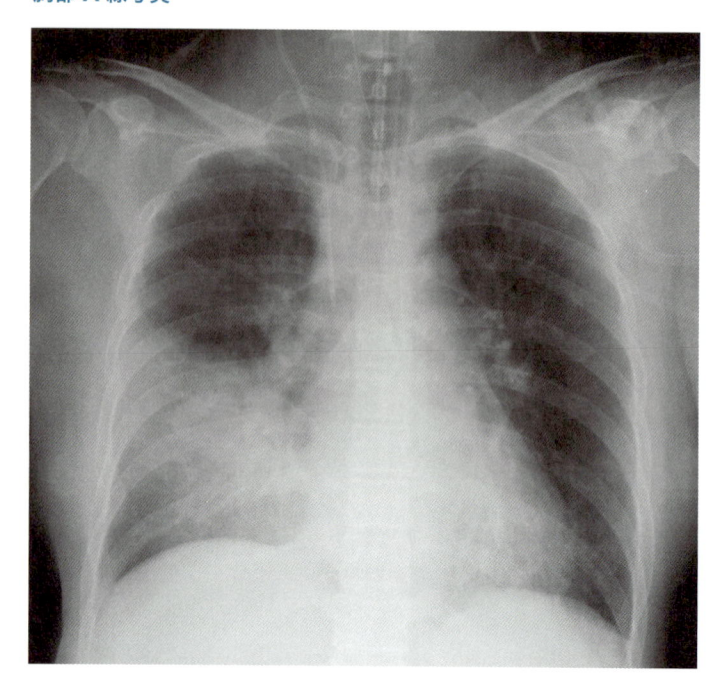

- 血液検査（当院入院時）

RBC	4.12×10⁶/μL	TP	4.9 g/dL	Cr	1.31 mg/dL
Ht	35.7%	Alb	2.4 g/dL	BUN	23.9 mg/dL
Hb	12.5 g/dL	T-Bil	0.85 mg/dL	Na	139 mEq/L
WBC	35700/μL	AST	17 IU/L	K	3.1 mEq/L
Plt	26.6×10⁴/μL	ALT	15 IU/L	Cl	105 mEq/L
CRP	16.6 mg/dL	LDH	156 IU/L	PCT	22.9 ng/mL

尿中肺炎球菌抗原　陰性

尿中レジオネラ抗原　陰性

マイコプラズマ IgM 抗体　陰性

- 動脈血ガス（当院入院時）O_2 15 L/min リザーバーマスク

pH	7.415
PaO_2	69.3 Torr
$PaCO_2$	32.7 Torr
HCO_3^-	20.6 mmol/L
BE	−2.7

さて、このような症例の呼吸管理はどうしましょうか？

症例1　市中肺炎による急性呼吸不全

血ガスの解釈

診断は？

- 1週間ほど前より倦怠感があり、1日前から38℃の発熱、SpO_2の低下があると。右胸部でcrackleを聴取し、胸部X線写真上どうやら浸潤影を認めるので、肺炎の診断は妥当でしょう。血圧低下、意識混濁を認め、ショック状態になったということですから、**重症肺炎**、**敗血症性ショック**ですね。

- 前医到着時に抗菌薬を使用されていて、その7時間後に当院で採取した喀痰では有意な菌を認めませんでした。基礎疾患がない非高齢者、激しい症状、X線上大葉性パターン、菌がすぐにいなくなった、などから原因菌として**肺炎球菌**を想定しました。

- 50歳代で喘息以外に呼吸器疾患の既往がなく、CO_2蓄積もないことから、呼吸管理のキモは酸素にあると想定されます。

血ガスの解釈

- O_2 15 L/min吸入下での血ガス所見を見ると、

pH	7.415
PaO_2	69.3 Torr
$PaCO_2$	32.7 Torr
HCO_3^-	20.6 mmol/L

    と、CO_2蓄積はありません。

- まずはpHを確認します。

    - pH < 7.350：アシデミア
    - 7.350〜7.450：正常範囲
    - pH > 7.450：アルカレミア

    でしたね。本症例は**pH = 7.415**であり正常範囲です。

- 続いて $PaCO_2$ と HCO_3^- を確認します。HCO_3^- ＜ 22 ⇒ **代謝性アシドーシス**で、$PaCO_2$ ≪ 35 ⇒ **呼吸性アルカローシス**です。どちらが原因か？

- まずは肺炎で O_2 15 L/min 吸入下で PaO_2 69.3 と、かなり酸素化が悪い。そのために**頻呼吸**（呼吸数：30 回 / 分）となり、CO_2 が低下している病態に気がつきます。呼吸が先か？

- 一方で敗血症もありますから、それによる代謝性アシドーシスもあるかも知れません。AG（アニオンギャップ）を計算してみましょう。

  AG = Na^+ －（Cl^- ＋ HCO_3^-）
  　　 = 139 －（105 ＋ 20.6）＝ 13.4

  正常範囲（12 ± 2 mmol/L）ではありますが、やや多めであり、敗血症の病初期である点を考慮しても妥当かと考えます。

- ちなみに AG が増加する代謝性アシドーシスは

  - 敗血症
  - 乳酸アシドーシス
  - 糖尿病性ケトアシドーシス
  - 飢餓状態
  - 尿毒症
  - 中毒

  でした。覚えておられますか？（お忘れの方は 18 ページのまとめをどうぞ！）

  どうやら呼吸状態と敗血症、両方の要素がありそうです。

> 症例1　市中肺炎による急性呼吸不全

呼吸管理の基本方針

治療

- 治療としては、なんせ低酸素と敗血症ですから、酸素を充分投与するのと、抗菌薬で肺炎の原因菌を叩くのと、両方行っていきます。
- 抗菌薬は、最重症の市中肺炎ですから、肺炎球菌は想定しつつも、治療失敗が許されませんので広域抗菌薬を使います。de-escalation ができればそうします。

呼吸管理

- 悪化が急速なのと、循環動態、意識状態が良くないので、**挿管人工呼吸**を選択しました。
- まずはフルで器械に換気させる**持続強制換気**（continuous mandatory ventilation：CMV）に乗せてしまい、全身状態を落ち着かせることを考えます。動脈血ガス分析結果をふまえて、人工呼吸管理の基本戦略（*104* ページ）を思い出して下さい。

- 本症例は低酸素がメインで、高二酸化炭素は問題にならないと考えられますから、方向性としては…

    - PaO_2、SpO_2 を適正値にするために、FiO_2、PEEP を上げる。
    - 状態が落ち着いたら、$FiO_2 > 60\%$ の時間をできるだけ短く（24 時間未満に）する。
    - PEEP は、できるだけ血圧を正常に保つように、かつできるだけプラトー圧を 30 cmH$_2$O 以下に保つように設定する。

- そのためには、**従圧式 PCV** でプラトー圧を決めておく方が安心です。PC 圧を低めに設定しておき、結果 1 回換気量は低めになりますが、モニターで換気量を確認し、血ガスで pH 異常にならないかどうかを確認しておきます。
- 1 回換気量が低くなって、分時換気量が減ると CO_2 は貯留気味になるのですが、pH が異常にならない限りは高 CO_2 を許容する、という **permissive hypercapnia**（許容できる高 CO_2）の戦略で行きましょう。

症例1　市中肺炎による急性呼吸不全

人工呼吸器の初期設定

- PCV で、permissive hypercapnia で行く、という基本方針が決まってしまえば、最初に設定しないといけない項目は意外と少なかったりします。
- どちらかというと一旦決めてから、モニターや血ガスを見て再調整する、そちらの方が大事です。

  - F_IO_2：まずは 100％で開始。SpO_2 の経過を見ながら下げていく。
  - PEEP：だいたい 6 〜 8 cmH_2O くらいで開始。SpO_2、血圧、プラトー圧を見ながら調節する。
  - PC 圧（PC above PEEP）：プラトー圧 20（〜 25）くらいに抑える。
    ※ プラトー圧 ≒ PC 圧＋ PEEP
  - 換気回数：普通の人は 12 回くらい。それを参考に、換気量、血ガスを見ながら 12 〜 20 くらいまで。

- 本症例では、

  【PCV モード】
  - F_IO_2：80%
  - PEEP：8 cmH_2O
  - PC 圧（PC above PEEP）：20 cmH_2O
  - 換気回数：12 回

  で開始しました。モニター上は TV 700 mL、MV 8.4 L/ 分を示し、プラトー圧は 28 cmH_2O でした。自発はありません。SpO_2 94%、血圧は 90/50 程度でした。

- その後測定した動脈血ガス所見は、

pH	7.368
PaO_2	74.8
$PaCO_2$	29.4
HCO_3^-	16.5

  この結果を受けて、設定はどうしましょう？

症例1 **市中肺炎による急性呼吸不全**

人工呼吸器の調整（1）

- モニター上、TV 700 mL、MV 8.4 L/分を示し、プラトー圧は 28 cmH$_2$O で SpO$_2$ 94% でした。

   TV 700 mL は十分で、もっと減らしても良さそうです。プラトー圧が 28 cmH$_2$O はいささか高めなので、PC 圧を下げるといいでしょう。

- 動脈血ガス所見は、pH 7.368、PaO$_2$ 74.8、PaCO$_2$ 29.4、HCO$_3^-$ 16.5。

   換気量が多く、PaCO$_2$ が低値です。PaO$_2$ は低めなので、何とかしたいところですが、PEEP をいじろうにも血圧が低く（ノルアドレナリン使用中）、F$_I$O$_2$ で対応せざるを得なかったのです。

- 結局、PC 圧（PC above PEEP）を下げて 16 cmH$_2$O にしました。

- その後も厳しい状態は続きましたが、数時間後の動脈血ガスは、pH 7.346、PaCO$_2$ 28.8、PaO$_2$ 139.7、HCO$_3^-$ 15.4、BE -8.7 と、O$_2$ とアシデミアは何とか落ち着いてきました。

- 翌日にかけて、尿量が回復し（9 時間で 600 mL）血圧が安定してきました。収縮期血圧 130 前後（ノルアドレナリン 0.03 γ、ドパミン 3 γ）と、良さそうな兆しが見えます。

- その後 SpO$_2$ 100％の状態が続き、呼吸器の設定は F$_I$O$_2$ を徐々に下げて 50% としました。血圧が戻ってきたので、無理に PEEP をいじる必要もないと考えました。

- 設定変更後には必ず動脈血ガスを採りましょう。F$_I$O$_2$ を 50%にした結果は、

pH	7.405
PaCO$_2$	31.0
PaO$_2$	144.8
HCO$_3$	19.0
BE	-4.3

   この結果を受けて、設定をどう調整しましょうか？

症例1　市中肺炎による急性呼吸不全
人工呼吸器の調整 (2)

- 血ガスでは、まだ換気量が多いからか $PaCO_2$ は低めですが、PaO_2 は充分すぎるほどですね。
- P/F 比を見てみましょう。$PaO_2/FIO_2 = 144/0.5 = 288$ なので、中等症 ARDS から軽症 ARDS に改善しました (21 ページ)。酸素化は良好で、このまま抜管を目指せそうな雰囲気です。

そこで FIO_2 を 40％に下げて、肺傷害の軽減とウィーニングを図ります。

- 現在 PEEP = 8 cmH_2O なので、こちらも今後減らすことができるでしょう。まあ、慌てて減らすほど血圧やプラトー圧に問題がなければ、このままでも構いません。

- 呼吸状態は落ち着いており、SpO_2 100％でほとんど強制換気に乗っている状態でしたので、ウィーニングに向けて自発呼吸を出すべく [SIMV + PS] モードに変更しました。また、換気量を減らして呼吸刺激を与えるために、PC 圧も 16 から 12 に下げました。

設定変更 ➡ FIO_2 40％、PEEP 8、PS 圧 12、PC 圧 12、SIMV 回数 12

- この結果、1 回換気量は 700 ⇒ 500 mL 程度に減り、自発呼吸が少し出始めたので、観察しながら再調整を行いました。
- 換気量を見ながら PC 圧、PS 圧を少しずつ絞り、SpO_2 が良好なので PEEP も下げ、最終的に以下の設定で動脈血ガスを採りました。

【SIMV (PC) + PS モード】
設定：FIO_2 40％、PEEP 6、PS 圧 10、PC 圧 10、SIMV 回数 12

- **モニター上**：TV 380、SpO_2 97％
- **血液ガス**：pH 7.421、PaO_2 137、$PaCO_2$ 42.8、HCO_3^- 27

この結果を受けて、設定をどう調整しましょうか？

症例1　**市中肺炎による急性呼吸不全**

人工呼吸器の調整（3）

- 血ガスはだいぶ良さそうですね。この結果を受けて、呼吸器の設定をさらに緩めていきます。SpO_2 を見ながら F_IO_2 を下げ、換気量を見ながら PC 圧やサポート圧を減らします。

⬇

【SIMV ＋ PS モード】
設定：F_IO_2 35％、PEEP 6、PS 圧 8、PC 圧 8、呼吸回数 12 回

- 血行動態も改善してきましたので、徐々にノルアドレナリンやドパミンを下げていきます。経腸栄養、リハビリも開始しました。

- 自発呼吸が増えてきましたので、SIMV の呼吸回数をさらに減らしていきます。最終的に 8 回まで減らしたところで、血液ガスを採ってみると…

pH	7.418		Na	144.0	mmol/L
PaO_2	103.0	Torr	K	3.1	mmol/L
$PaCO_2$	42.1	Torr	Cl	106.7	mmol/L
BE	1.8	mmol/L	AG	10.7	mmol/L
HCO_3^-	26.6	mmol/L	Glu	99.0	mg/dL

この結果を受けて、設定をどう調整しましょうか？

> 症例1　市中肺炎による急性呼吸不全

人工呼吸器の調整 (4)

- 血ガスはしごく平和な結果となりました。自発呼吸もしっかり出ています。これを受けて、ウィーニングを進めて行きます。
- ウィーニングにあたっては、自発呼吸トライアル（spontaneous breathing trial：SBT）の開始基準を確認します。

  - 原疾患が治療により改善
  - 痰の喀出が可能
  - PEEP < 5 cmH$_2$O
  - P/F 比 > 200
  - 血行動態が安定（昇圧剤が不要）
  - 意識清明
  - 1回換気量が充分ある

- 上記の基準はほぼ満たしていますから、次はTピース、またはCPAP + PSVに切り替えて見守り、OKならば抜管へ、という流れになります。
- そこで、下記の設定とし、呼吸や循環に異常がなかったため抜管しました。

【CPAP + PSV モード】
設定：F$_I$O$_2$ 35%、PEEP（CPAP）6 cmH$_2$O、PS圧 8 cmH$_2$O

症例1のまとめ

- 本症例は市中肺炎による急性呼吸不全でした。幸い初期治療で用いた抗菌薬が奏効し、比較的早い段階で軽快傾向となりましたので、呼吸器の設定も途中からはほぼ一本調子で緩めていけました。
- まあ、良くなるときはこんなものでしょう。多少設定がアレでも何とかなったりします。問題は、悪い状態が続いたり、悪化してくるときでしょう。いろいろな制約が干渉してきて、「あちらを立てれば、こちらが立たず」状態になってしまいます。
- そういうときにどちらを立てるか？　決まり事はありませんので、その都度主治医の裁量によるところが大きいように思います。そういうギリギリの攻防をした症例を、次に取り上げます。

症例2　敗血症に伴う ARDS

症例提示

65歳女性。左大腿部滑液包炎による DIC で入院中。CTRX、DAP、CLDM の投与、滑液包の洗浄、デブリードメントを施行。一旦軽快したが、その後呼吸困難が生じ、意識状態も悪化した。採血や CT 所見などから胆嚢炎による敗血症、ARDS 発症と考えられた。
TAZ/PIPC 投与、気管内挿管を行い、人工呼吸器管理となった。

- 本症例は血ガス所見と呼吸器のみに注目して、見ていきます。

- **動脈血ガス所見**　O_2 100%・ネーザルハイフロー

pH	7.294
$PaCO_2$	55.0
PaO_2	103.9
HCO_3^-	21.3

- 敗血症で ARDS、意識状態が悪いため挿管し、当初の設定は型どおりフルで器械に換気させる**持続強制換気**（continuous mandatory ventilation：CMV）、**PCV**（従圧式）でスタートしました。

- ただ、意識障害のため高 CO_2 となっており、pH にも影響が出ているので、hypercapnia（高 CO_2）はそれほど permissive（許容できる）ものではありません。逆に O_2 には少し余裕がありますね。

この結果を受けて、設定はどうしましょうか？

> 症例2　敗血症に伴う ARDS

人工呼吸器の初期設定

◆ 本症例では、O_2 を決める FiO_2 と PEEP はゆるめに設定します。一方、CO_2 を飛ばし気味にするべく、換気量を多くするよう、PC 圧と換気回数を多めに設定しました。

【PCV モード】

FiO_2：70%
PEEP：8 cmH$_2$O
PC 圧（PC above PEEP）：18 cmH$_2$O
換気回数：20 回

◆ その後状態は落ち着き、4 時間後の血液ガスは…

pH	7.348
PaCO$_2$	40.7
PaO$_2$	120.1
HCO$_3^-$	21.5

◆ 第9病日には自発もしっかり出て、設定も CPAP になるまで改善しました。鎮静はほとんどかかっていない状態で、意識もしっかりしています。そのあたりでは下記のような設定でした。

【CPAP モード】

FiO_2：50%
PEEP（CPAP）：6 cmH$_2$O
PS 圧：6 cmH$_2$O

◆ O_2 がもう少し改善すれば、と思われていた矢先に、状態が急変。SpO_2 低下があり、血ガスを測定したところ…

pH	7.392
PaCO$_2$	37.6
PaO$_2$	56.1
HCO$_3^-$	22.4

この結果をどう解釈して、どう設定し直しますか？

症例2 敗血症に伴う ARDS

人工呼吸器の調整（1）

- pH は正常範囲で、$PaCO_2$ も HCO_3^- も問題なし。問題は酸素だけですね。

- ただ、SpO_2 低下があったときに呼吸状態が乱れ、若干頻呼吸気味となっていたことから、主治医はある程度器械によるしっかりした換気を期待して CPAP から SIMV に変更しました。

【SIMV + PS モード】

F_IO_2：70%
PEEP：8 cmH$_2$O
PS 圧：8 cmH$_2$O
PC 圧（PC above PEEP）：8 cmH$_2$O
換気回数：8 回

- おそるおそる様子を見ながら、という感じでしょうか。ところが、その後状態はさらに悪化し、自発が減って、

pH	7.265
$PaCO_2$	53.1
PaO_2	81.6
HCO_3^-	23.1

となってしまいました。

このままではいけませんね。設定をどう調整しましょうか？

症例2 敗血症に伴う ARDS
人工呼吸器の調整 (2)

- PaO₂ は何とか保たれていますが、こんどは PaCO₂ の急速な悪化で呼吸性アシドーシス、pH の低下が出てきました。換気量の低下が背景にありそうですから、換気量を増やすために、しっかりと器械換気をさせる必要がありそうです。
- そこで、PC 圧を上げて TV を増やし、器械換気の回数も増やしました。

【SIMV + PS モード】
F_IO_2：70%
PEEP：8 cmH₂O
PS 圧：12 cmH₂O
PC 圧（PC above PEEP）：16 cmH₂O
換気回数：14 回

- 上記の設定で PaCO₂ は 40 台に戻り、pH も 7.3 を越え、数日は小康状態でしたが、途中でファイティングが多くなり、鎮静をかけて PCV にしました。PaO₂ は良かったので、F_IO_2、PEEP を下げています。

【PCV モード】
F_IO_2：60%
PEEP：8 cmH₂O
PC 圧（PC above PEEP）：14 cmH₂O
換気回数：22 回

- しかし、その後はもともとの病態が治療に抗して悪化しました。その都度、F_IO_2 を上げ（60 ⇒ 70 ⇒ 80）、PEEP は血圧低下があったので上げず、換気回数を増やし（22 ⇒ 25）、とギリギリのところで調整を試みましたが、残念ながら救命することは叶いませんでした。

症例3　COPDの急性増悪

症例提示

60歳代男性。数年前より咳、痰が多く、近医にて投薬を受けたが改善せず、当院初診となる。COPDと診断し、投薬にて症状は軽減していた。
2週間前より労作時呼吸困難を自覚しており、定期受診時に胸部X線写真で肺炎が疑われ、入院となった。

◆ **安定期の動脈血ガス所見**は下記の通りで、在宅酸素療法の導入予定でした。

pH	7.436
$PaCO_2$	39.4
PaO_2	56.5
HCO_3^-	25.9
BE	1.7

（室内気、安静）

◆ **今回増悪・入院時の動脈血ガス所見**

pH	7.051
$PaCO_2$	104.9
PaO_2	82.8
HCO_3^-	28.4
BE	－6.1

（O_2 4L・鼻カニュラ）

◆ いかにも具合が悪そうですね。血圧低下、意識障害もあり、挿管人工呼吸管理としました。血ガスの結果をどう解釈し、人工呼吸器の設定をどうしましょうか？

症例3　COPDの急性増悪

人工呼吸器の初期設定

- 入院時の血ガスは、pHが7.1を下回る危険な**アシデミア**を示しています。$PaCO_2$が異常高値であり呼吸性アシドーシスを示す一方、代謝はHCO_3^-がそれほど上がってきていません。つまり、あまり代償されていない、**急性の呼吸性アシドーシス**ということになります。

- PaO_2はO_2吸入で何とかなりそうですが、とにかくしっかり換気をして、$PaCO_2$を迅速に飛ばさなくてはなりません。そのため換気に重点を置いた設定となります。

- 第10章でも書きましたが、COPDに対する人工呼吸管理の要点は、やわやわでふくらみやすく、縮みにくい、そんな肺に換気をしっかりさせることです。そのために気をつけることは…

  - I：Eは1：2以上、吸気時間は1秒以内
  - 呼吸回数はせいぜい15回まで（呼気時間をしっかりとるため）
  - TVは10 mL/kg以下でよいが、換気量が維持できるように
  - オートPEEPが見られなくなるように、適切なPEEPをかける
  - 設定後、モニターや血ガスの結果を見ながら微調整することが大事

初期設定

- 上記を踏まえ、研修医の先生が決めた設定は、下記のようなものでした。

【SIMV＋PSモード】
FIO_2：50%
PEEP：4 cmH$_2$O
PS圧：4 cmH$_2$O
PC圧（PC above PEEP）：20 cmH$_2$O
換気回数：24回

- 結果、モニター上、TVは250 mL程度であり、自発はほぼなし。呼吸回数は24回で、MVは6Lでした。

- 挿管後、何度か血ガスを採ったのですが、数時間経過後の血ガス結果を見てみましょう。

    pH　　　　7.135
    $PaCO_2$　　92.1
    PaO_2　　 73.3
    HCO_3^-　　29.9

- この時点で上級医に相談がありました。う〜んもう少し、というところでしょうか。CO_2 は減ってきましたが、まだ pH も低いし…。

- 換気量は MV が 6 L と保たれていますが、オート PEEP がどうなのか、それにそもそも呼吸の回数がちょっと多くて、きちんと息が吐けてるのかな、というところが気になりますね。

    それらを踏まえて、設定をどう調整しましょうか？

症例3　COPDの急性増悪

人工呼吸器の調整

- モニター波形を確認したところ、やはりまだオートPEEPがありました。血圧は100前後と何とか安定してきたので、PEEPを上げて8 cmH$_2$Oとしました。

- それでもなかなかTVが上がらなかったのですが、呼吸回数はあえて減らして、従量式に変えてTVを330 mLに設定することで、呼吸回数を20回程度にしても換気量が保てるようになりました。

- その結果、血液ガスは

pH	7.283
PaCO$_2$	71.7
PaO$_2$	80.2
HCO$_3^-$	32.8

    と、少し落ち着いてきました。その後は経過もよく、回復されました。

- 本症例は当初、TVが少なめで呼吸回数が多く、なかなかCO$_2$がさばけなかったようです。その理由の1つは、呼吸回数を増やしたことで**死腔換気**が増えたことによると考えられます。

    死腔換気については、第2章で復習しておきましょう（48ページ）。

症例4　肺炎によるCOPD急性増悪

症例提示

80歳代男性。パーキンソン病で神経内科、肺気腫で呼吸器内科加療中。数年前から施設に入所して生活していた。前日夜までは普通に食事をし、元気に過ごしていたが、当日夜中に不穏となり、呼吸が荒くなった。明け方 SpO_2 を測定すると80%と低値を認めたために、当院救急外来を受診された。

受診時、SpO_2 は50%と低値で、両肺に喘鳴を聴取し、胸部単純X線写真で右中肺野を中心に濃度上昇を認めた。肺炎によるCOPD急性増悪と診断して、加療のため入院となった。

- **既往歴**　肺気腫：アドエア®（250）1回1吸入・1日2回、テオフィリンで加療中。パーキンソン病：メネシット®、レキップ®内服中。
- **喫煙歴**　40本×50年　ex-smoker
- **職歴**　主に営業
- **粉塵曝露歴**　特になし
- **アレルギー**　特になし

- **入院時身体所見**
  BP：128/56、努力呼吸、呼吸数：37回/分、HR：104 bpm
  SpO_2：47%（room air）⇒ 95%（マスク5L）⇒ 95%（ベンチュリー50%・12L）⇒ 93〜94%（ベンチュリー40%・8L）
  るいそうあり
  意識レベル：JCS2-20
  呼吸音：両肺でwheezes（＋）、呼吸音減弱
  心音：頻脈のみ　整
  両下肢 edema（−）

- **胸部単純X線**　右中下肺野、左中肺野に浸潤影あり

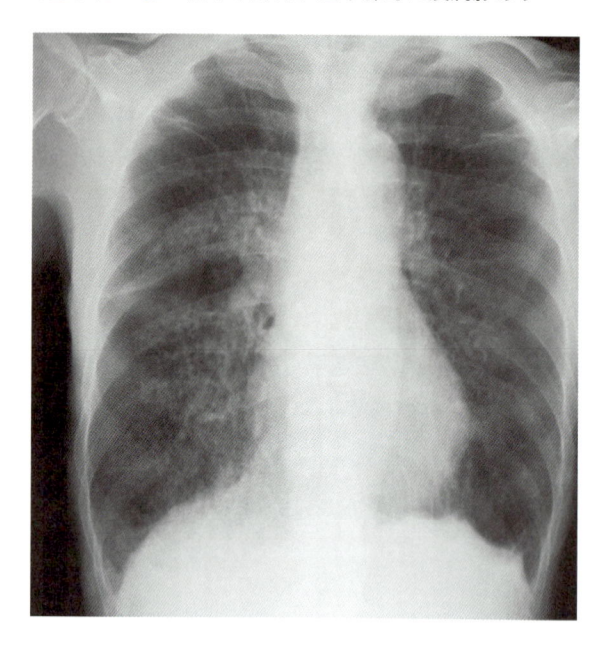

- **入院時検査所見**

Hb	13.3		LDH	430	H
WBC	18600	H	T-Bil	0.96	
Plt	175万		Na	143	
PT	11.4		Cl	104	
APTT	23.4	L	K	3.7	
PT-INR	0.98		BUN	36.0	H
TP	6.6		Cr	1.50	H
Alb	3.9	L	eGFR	35.1	
AST	40	H	CRP	1.26	H
ALT	9		BNP	497.06	H

- **動脈血ガス所見**

	室内気 安静臥床	ベンチュリー 50%・12L	ベンチュリー 40%・8L
pH	7.235	7.190	7.223
PaO_2	28.2	91.8	88.4
$PaCO_2$	78.5	90.0	76.2
HCO_3^-	32.1	33.1	30.7

この症例の呼吸管理はどのようにしたらよいでしょうか？

症例4　肺炎によるCOPD急性増悪
血ガスの解釈

- 室内気・安静臥床での血ガス所見を見ると、pH 7.235の**アシデミア**を示しています。その原因は、$PaCO_2$ 78.5 Torr の**II型呼吸不全**であり、HCO_3^- は 32.1 mmol/L と高値を示しています。
- 上記より、ある程度慢性に CO_2 蓄積があり、代償機転で HCO_3^- が上昇していたところに、今回の肺炎による増悪が CO_2 をさらに増加させ pH が破綻した、と解釈できます。
- そこで、研修医の先生はベンチュリーマスクによる酸素投与を開始しました。PaO_2 28.2 Torr と低酸素がかなり強いので、F_IO_2 50％・12 L で開始したところ…

pH	7.190
PaO_2	91.8
$PaCO_2$	90.0
HCO_3^-	33.1

と、酸素化は改善しましたが、CO_2 の上昇、アシデミアの悪化をきたしました。

- そこでベンチュリーの F_IO_2 を減らして 40％・8 L としたところ、下記のように若干改善傾向になりました。

pH	7.223
PaO_2	88.4
$PaCO_2$	76.2
HCO_3^-	30.7

- この時点で上級医に相談がありました。意識レベルはやや改善し、CO_2 も若干改善しているものの、呼吸回数多く浅薄でした。呼吸筋疲労も考慮し、上級医はマスクによる **NPPV** を導入しました。器械は BiPAP Vision を用いました。

設定はどのようにしましょうか？

症例4　肺炎によるCOPD急性増悪

NPPVの設定

初期設定

- **S/Tモード**、I/E = 8/4、FiO_2 60％で開始し、SpO_2を見ながらFiO_2を下げていきます。
- 基本的にはNIPネーザルもほぼ同じことで、FiO_2が定まらないことが異なります。SpO_2を見ながら、横から流すO_2の流量を調整します。
- モニター上TVは400〜500 mL台で、MVは11〜13 L/分と換気は十分に保たれ、SpO_2も95〜96％でした。

その後の経過

- その後、痰の分泌が多くなり、一旦ベンチュリーマスクに変更したり戻したり、ということがありました。また、内服ができずパーキンソン病が悪化して呼吸運動が低下しましたが、注射薬への変更で対応できました。
- そのような紆余曲折はありましたが、呼吸器の設定はあまりいじることなく、下記のごとく改善してきました。

pH	7.254	→	7.289	→	7.473
PaO_2	84.6		74.3		79.0
$PaCO_2$	61.3		56.3		42.1
HCO_3^-	26.5		26.4		30.2

- 厳密にはSpO_2を見ながら、FiO_2のセッティングを少しずつ減らしてはいますが、それはもうおわかりでしょうからここでは省略します。

- 本症例では、どちらかというと換気不全（によるCO_2貯留）への対応としてNPPVを使っていますから、$PaCO_2$を見て改善傾向があればそのまま継続、という方針で経過しました。

やさしイイ血ガス・呼吸管理
索引

[欧文]

A-aDO$_2$ ······ 24, 88
A/C ······ 122
ALI ······ 177
ARDS ······ 173
BIPAP ······ 186
BiPAP Vision® ······ 180
CMV ······ 120
CO$_2$ ナルコーシス ······ 77
coarse crackles ······ 98
COPD ······ 159, 205
CPAP ······ 118, 128
CPAP モード ······ 188
D$_{LCO}$ ······ 64
EPAP ······ 186
F$_I$O$_2$ ······ 25
HCO$_3^-$ ······ 4
I/E 比 ······ 42, 115
IMV ······ 124, 126
IPAP ······ 186
IPPV ······ 179
Kohn 孔 ······ 134
MV ······ 90
NIP ······ 179
NIP ネーザル® ······ 181
NIPPV ······ 179
NIV ······ 179
NPPV ······ 179
PaCO$_2$ ······ 2, 31
PaO$_2$ ······ 22, 29
PC 圧 ······ 121
PCV ······ 120
PEEP ······ 117
PEEP 圧 ······ 121
permissive hypercapnia ······ 106
P/F 比 ······ 21
pH ······ 1
P$_I$O$_2$ ······ 28
PS 圧 ······ 129
PSV ······ 124, 129
S モード ······ 188
SaO$_2$ ······ 23, 83
SBT ······ 130
SIMV ······ 124, 126
SpO$_2$ ······ 23
S/T モード ······ 188
T モード ······ 188
VALI ······ 178
VAP ······ 182
VC ······ 89
VCV ······ 120
VILI ······ 178

[ア行]

アシデミア ······ 1
アシドーシス ······ 2
圧支持換気 ······ 125
圧損傷 ······ 95, 98
圧波形 ······ 109
アニオンギャップ ······ 12
アルカレミア ······ 1
アルカローシス ······ 3
1 回換気量 ······ 43, 89
Ⅰ型呼吸不全 ······ 72
ウィーニング ······ 130
エアリーク ······ 101
横隔膜 ······ 37
横隔膜の平低化 ······ 162
オート PEEP ······ 167

[カ行]

化学受容器 ······ 71

過換気症候群	11
過膨張	161
解剖学的死腔	45
解剖学的シャント	57
外呼吸	35
外肋間筋	38
拡散障害	59
拡散能	64
片側挿管	97, 99
カフ圧	101
換気	36
換気応答	71
換気血流不均衡	53
間欠的強制換気	124, 126
間質性肺炎	145
器械換気	119
気管支拡張	151
気管チューブ	97
気胸	95, 98
気道抵抗	161
気道内圧	101
吸引チューブ	96
吸気時間	90, 115
吸気流量	116
吸痰	103
吸入気酸素濃度	25
急性呼吸窮迫症候群	173
急性肺損傷	177
緊張性気胸	98
頸動脈小体	71
血圧低下	94
血管透過性	134, 173
ケトン体	12
牽引性気管支拡張	151
鼓音	98
呼気時間	90
呼気終末時陽圧	117
呼気抵抗	152
呼吸回数	43, 90
呼吸細気管支	45
呼吸商	31
呼吸性アシドーシス	2
呼吸性アルカローシス	3

呼吸中枢	162
呼吸不全	72
膠原線維	148
拘束性障害	153, 176
高二酸化炭素血症	67
コンプライアンス	153, 166, 176

[サ 行]

細気管支	44
最高気道内圧	112
サイトカイン	174
酸素解離曲線	83
酸素中毒	97, 99
酸素飽和度	23, 83
死腔換気	48
市中肺炎	191
持続(的)気道陽圧	118, 128
自発呼吸	119, 128
自発呼吸トライアル	130
実質性肺炎	145
シャント	56
従圧式	107
従量式	107
縦隔気腫	95, 98
伸展受容器	71
シンプルマスク	139
人工呼吸器関連肺炎	182
人工呼吸器関連肺障害	178
睡眠時無呼吸症候群	190
声音振盪	98
生理学的死腔	48
生理学的シャント	57
舌根沈下	183
線維化	148
線維芽細胞	148

[タ 行]

代謝性アシドーシス	4
代謝性アルカローシス	4
代償	5
大動脈小体	71

濁音	98	肺胞上皮	46, 145
痰	98	肺胞中隔	145
弾性収縮力	37, 159	肺胞低換気	66
弾性線維	37, 159	肺胞壁	46
調節呼吸	120	バックアップ換気	188
低カリウム血症	16	パルスオキシメーター	23
低酸素血症	52	非心原性肺水腫	173
低酸素性肺血管攣縮	80	非侵襲的陽圧換気	179
糖尿病性ケトアシドーシス	14	鼻カニュラ	139
同期式間欠的強制換気	126	鼻マスク	179
動脈血酸素分圧	22	ファイティング	101
特発性肺線維症	151	フェイスマスク	179
トリガー	122	プラトー圧	112
		プレッシャーサポート	125, 129
		フロー波形	109
[ナ行]		分時換気量	43, 90
		閉塞性肺障害	160
内因性PEEP	167	ヘモグロビン	23
内呼吸	35	補助呼吸	122
内肋間筋	39	補助呼吸筋	40
Ⅱ型呼吸不全	76	蜂巣肺	150
2,3-DPG	88	飽和	60
乳酸	12	ボーア効果	87
乳酸アシドーシス	14	ポーズ	110
尿細管アシドーシス	15		
尿毒症	14	**[マ行]**	
ネーザルハイフロー	139		
膿性痰	136	ミスマッチ	53
		無気肺	96
[ハ行]			
		[ヤ行]	
敗血症	193, 201		
肺炎	133	有機酸	12
肺炎球菌	133	陽圧換気	94
肺活量	89		
肺気腫	160	**[ラ行]**	
肺血管床	161		
肺血栓塞栓症	58	リーク	181
肺高血圧	81	リザーバーマスク	139
肺水腫	173	離脱	130
肺動静脈瘻	57	流量	115
肺胞	46	リン酸	14
肺胞管	45	肋間筋	38
肺胞腔	145		

やさしイイ血ガス・呼吸管理

定価（本体 4,000 円＋税）

2016 年 4 月 15 日　第 1 版
2016 年 5 月 14 日　第 1 版 2 刷
2017 年 4 月 27 日　第 1 版 3 刷
2019 年 4 月 7 日　第 1 版 4 刷
2021 年 1 月 18 日　第 1 版 5 刷
2024 年 5 月 27 日　第 1 版 6 刷

著　者　長尾大志
発行者　梅澤俊彦
発行所　日本医事新報社　www.jmedj.co.jp
　　　　〒101-8718　東京都千代田区神田駿河台 2-9
　　　　電話 03-3292-1555（販売）・1557（編集）
　　　　振替口座 00100-3-25171

ＤＴＰ　アトリエマーブル（深谷稔子）
装　幀　Malpu Design（清水良洋）
印　刷　ラン印刷社

© 2016　Taishi Nagao　Printed in Japan
ISBN978-4-7849-4538-2

JCOPY ＜(社)出版者著作権管理機構 委託出版物＞

本書の無断複写は著作権法上での例外を除き禁じられています。複写される場合は、そのつど事前に(社)出版者著作権管理機構（電話 03-5244-5088、FAX 03-5244-5089、e-mail：info@jcopy.or.jp）の許諾を得てください。